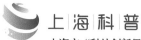

上海科普

上海市"科技创新行动计划"科普专项资助项目

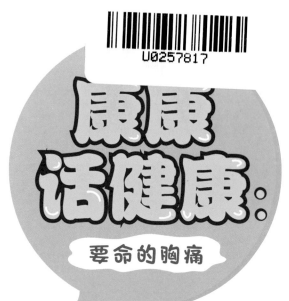

康康话健康：
要命的胸痛

主编　职康康　曲乐丰

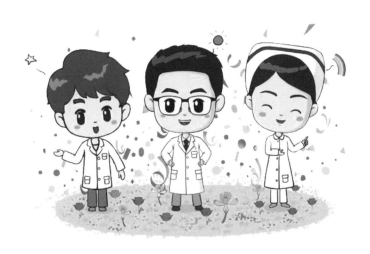

复旦大学出版社

编委会

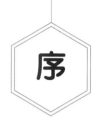

序

　　很高兴又看到了康康教授的新作，这是他继《康康话健康，再见"蚯蚓腿"》之后的第二部医学科普书。这次他科普的内容是主动脉夹层，一种严重威胁人们生命健康的危重症疾病。由于主动脉夹层未被公众熟知，且临床表现复杂，症状涉及多系统，不具有特异性，加之起病急、病情凶险、进展快，故极易误诊、漏诊。主动脉夹层，对于临床医生来说是一块"硬骨头"；对于患者而言，就像是已经点燃的"炸药包"，随时会引爆。康康教授却可以用通俗易懂的漫画语言、幽默夸张的表现手法，有趣有料的故事情节，把深奥严谨的医学知识讲得更简单更有意思，实在是有爱又有趣。据康康教授介绍，康康话健康系列的第三本已经在筹划中，我已经开始期待他的下一部大作了。

　　健康科普让疾病防治的阵线大大前移，不仅让大众受益，也让医生收获颇丰。现代医生不仅要能在学术会议中讲述深奥理论，也要能用简单语言向患者讲清医学道理。做好医学科普宣传，不仅是临床的需要，更是每一位医生义不容辞的职责。

2024 年 1 月 1 日

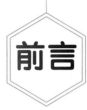

前言

　　胸痛是一种常见且会危及生命的病症。造成胸痛的原因复杂多样，包括心肌梗死、肺栓塞、主动脉夹层等，其中最广为人知的是心肌梗死，而最容易被忽视的却是主动脉夹层。研究显示，急性主动脉夹层患者如不及时就医，约33%在发病当天内死亡，每隔1小时死亡率增加1%，48小时内死亡率约50%，一周内死亡率高达70%。所以，说主动脉夹层导致的胸痛是"要命的"，一点都不是危言耸听。

　　什么是主动脉夹层？通俗地说就是人体最大的动脉出现了撕裂。血管平时看似是一层，实际从病理生理学来说，血管壁分很多层，平时长在一起，出现主动脉夹层时，这些层之间因为血流的冲击，某处出现破口而撕开。这个人们较为陌生的疾病最早于1826年由Morgagni首次报道提出，通过尸检，医生发现该类疾病以大动脉内膜撕裂乃至动脉破裂猝死为主要特征表现。尽管随着工业革命的兴起，医疗领域取得了长足的发展与进步，但直至20世纪中叶，主动脉夹层仍然为心血管系统疾病中最为凶险致命、束手无策的恶疾之一。直到1954年，美国的Michael Ellis

Debakey 教授开创了主动脉夹层治疗的新纪元，以他名字命名的 Debakey 分型一直沿用至今，被认为是主动脉夹层治疗策略的奠基石。如今，随着我国血管外科的飞速发展，在血管外科医生的不断努力下，不管是开胸行主动脉人工血管置换，还是腔内覆膜支架置入封堵破口，针对不同部位、不同类型的病变，已经取得了相当不错的疗效，挽救了无数患者的生命。

当然，在提倡先进技术手段带给患者福音的同时，我们还需要做好主动脉夹层疾病的科普宣传。很多老百姓对这个病缺乏认知，甚至一些非专科医务工作者也了解不多，一遇到胸痛都当作心绞痛、心肌梗死来治，耽误了救治时机。作为一名血管外科医生，我遇到过一些在突发疾病过程中诊断、手术、施救都非常迅速顺利的幸运儿，但大部分主动脉夹层患者或者被误诊，或者因各种条件所限，失去了救治机会。因此，大力普及该病相关知识是当务之急，这就是我编写本书的初衷。

本书是《康康话健康》丛书的第二本，依然采用大众读者都能读懂、看起来有趣的漫画形式来展示靠谱的医学知识，内容涵盖疾病预防、早期表现、临床干预、并发症认识及康复指导等。应无所住，行于布施，希望通过我的医学普及，帮助到更多需要帮助的人。

职康康

2023 年 11 月 22 日

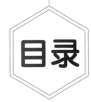

目录

第一章
人体里的危险"炸弹"

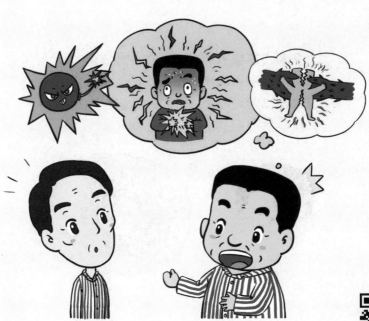

说起胸痛，可能很多人首先想到的是心绞痛、心肌梗死之类的疾病。

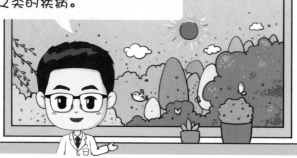

大多数人不知道的是，还有一种疾病也常常以剧烈胸痛为主要表现，而且这种疾病同样凶险异常，处理不当也是要命的。

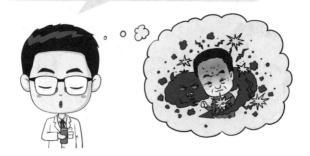

这就是我们今天的主角，主动脉夹层。

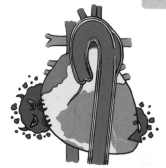

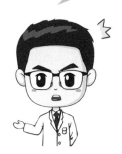

相比于心肌梗死的普及程度，主动脉夹层在非医生群体中的了解程度可能并不高。

昨儿来咱们这儿住院的老刘就是这个病呢。

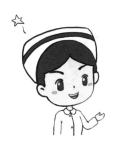

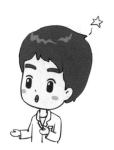

当时就突然一下子，感觉胸口里像是撕裂了一样，痛的不行，我心想，完了，这是心肌梗死了啊，得赶紧去医院啊。

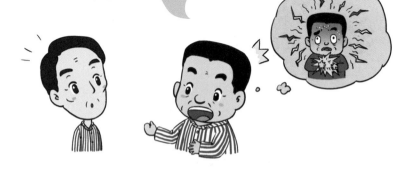

结果来了医院一看，原来是什么夹层。吓死我了，幸好不是心肌梗死。

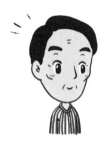
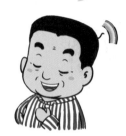

那老刘你知道主动脉夹层是什么毛病吗？

那我不知道，只要不是心肌梗死，我就放心了，剩下的交给康康医生您就好了啊。

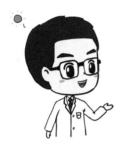
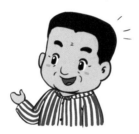

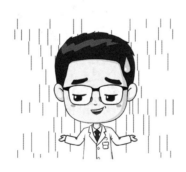

我听说主动脉夹层好像也是蛮严重的疾病，要不，康康医生您跟我们好好说说这个病？

当然得说说，这么严重的一个病，患者本人一无所知，就单靠医生哪行啊！

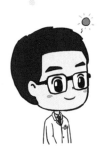
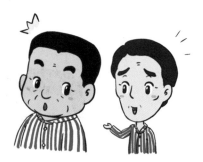

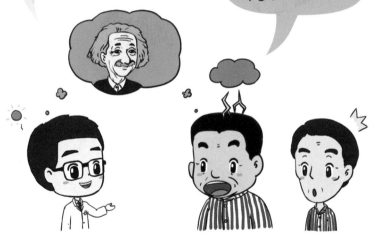

你以为呢？主动脉夹层之所以可怕，最主要的原因就是它的**死亡率非常高**。

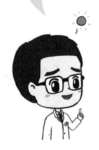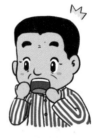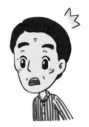

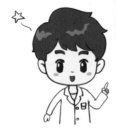

据统计，急性主动脉夹层患者如果没有及时就医，约33%在发病当天内死亡，每隔1小时死亡率增加1%，48小时内死亡率约50%，一周内死亡率高达70%。

因此，对于主动脉夹层，一定要早识别、早救治。

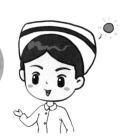

那康康医生您能给我们说说主动脉夹层到底是个什么东西？有什么特殊的表现吗？

要明白主动脉夹层，首先我们要搞清楚什么是主动脉。

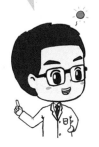

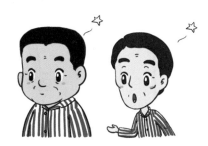

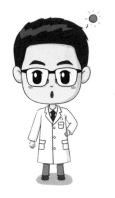

主动脉是人体动脉的**主干道**，它由心脏发出后，呈"？"型向下延伸，期间发出许多分支为各个器官供应血液，是心脏为全身脏器提供血液供应的必经之路。

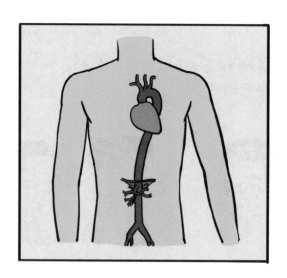

主动脉的管壁主要由三层结构组成：**内膜、中膜、外膜。**

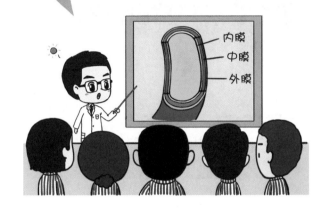

内膜
中膜
外膜

其中内膜较薄，直接与血液接触，长期承受动脉血压的刺激，因此**容易受损。**

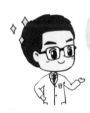

中膜较厚，确又比较疏松，像海绵一样，**容易撕裂。**

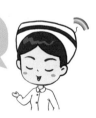

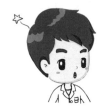

外膜也比较薄，但质地相对较韧。

正常情况下，主动脉的三层膜就像三明治一样紧密贴合在一起。

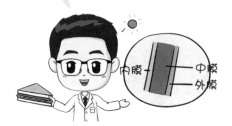

而一旦内膜出现破口，血液就会由此破口进入中膜层，并将主动脉壁的中膜层**撕裂开**。

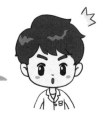

进而在主动脉壁的内膜与外膜之间形成一个充满血液的夹层腔道，这种状态即为"主动脉夹层"。

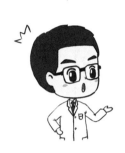

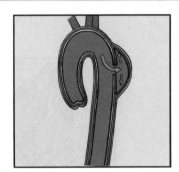

血管壁中间的腔道我们称之为"假腔"，用以区分原先主动脉的管腔——"真腔"。

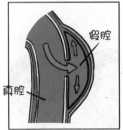

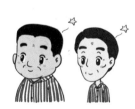

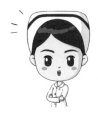

随着假腔的形成，真腔内的血液就会通过破口不断涌入假腔，使假腔不断增大。

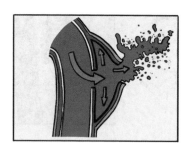

增大的假腔又会挤压真腔，影响真腔的正常血流，或者挤破外膜导致致命性的大出血。

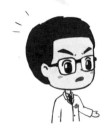
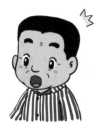
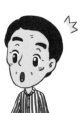

一旦出现外膜破裂，患者很可能都来不及去医院就在短时间内死亡，因此主动脉夹层常常被称为"人体自爆炸弹"。

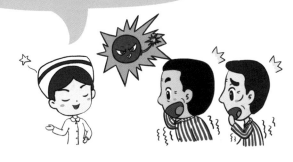

出现了主动脉夹层，有的人几乎没有什么不适。

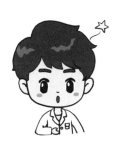

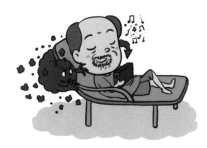

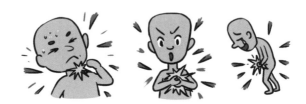

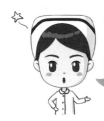

有的人会经常出现颈部、胸部和腹部的疼痛。

但最典型的就是会出现突发的、剧烈的撕裂样的胸痛。

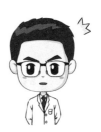

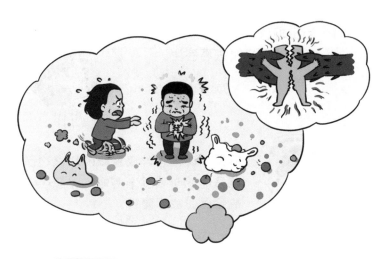

这种疼痛啊一般人都难以忍受，我想老刘应该最有发言权。

是的，是的，就像突然把我一下子撕成了两半儿。

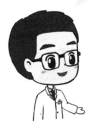

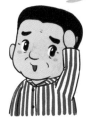

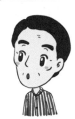

当出现这种典型症状时，患者往往会及时去看医生。

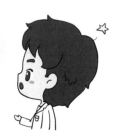

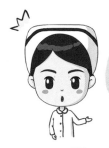

但是有时候这种撕裂样的疼痛也可能会随着时间逐渐减轻，导致患者甚至医生放松警惕。

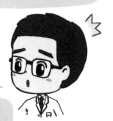

继而出现严重后果。

你看老刘，昨天痛的时候紧张的不行，今天不痛了，是不是就觉得自己已经好了？

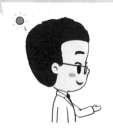

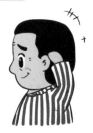

当然，也有一部分主动脉夹层的患者从始至终都没有出现疼痛症状。

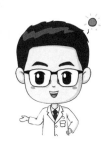

有些患者更多地表现为突然昏倒、手脚麻木等不典型症状，很容易导致病情误判。

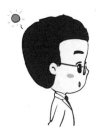

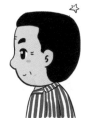

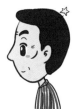

那康康医生，我这得的不是心梗吧？确定是这个夹层三明治吗？会不会还是别的毛病？

放心好了，昨天不是已经做过增强CT了嘛，确实是这个毛病没错。

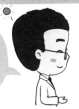

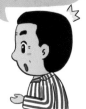

现在医学技术进步很快，为我们提供了许多诊断这一疾病的检查手段。

像增强CT，增强磁共振，主动脉造影术等检查方法。

都能非常清晰地判断是否出现了夹层，以及夹层的位置和大小。

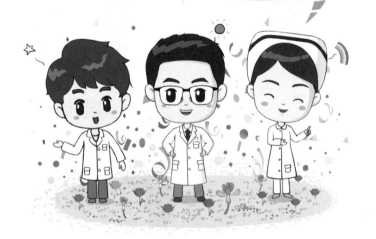

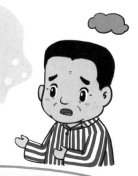

我放心啥呀，您刚才还说，这个病死亡率多么多么高，我这个人运气可不咋好，就怕我也是其中一个啊。

刚刚说的死亡率高是指没有及时发现、及时治疗的患者死亡率高，老刘你都来医院了，还怕啥？我们给你做个腔内手术，就能把这个夹层堵住了！

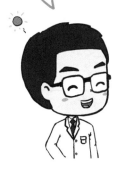

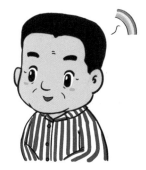

啥？什么枪？现在做手术不用刀？改用枪啦？

随着血管腔内技术及支架材料的不断发展，很多患者也不再需要开大刀来治疗此病了。

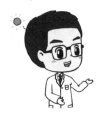
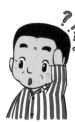
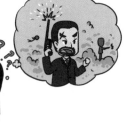

通过介入的手段，在主动脉里面放一个支架把破裂口堵住，这样把我刚刚说的真、假腔隔绝开。

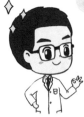
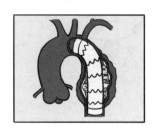

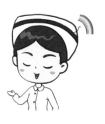

即可达到治疗目的，同时还具有创伤小、恢复快的优势呢。

那太好了，那就交给康康医生您了。

您又说错了，这么大的毛病哪是单独靠医生就行的，做完手术后还有许多注意事项呢，这个呀，不着急，我们后面慢慢道来。

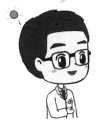

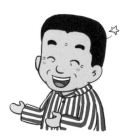

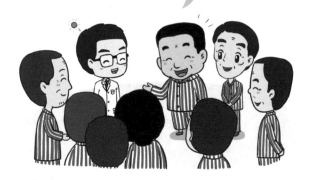

第二章
追捕嫌疑犯

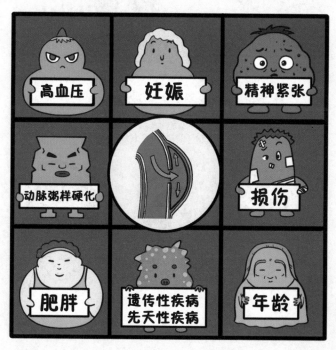

扫码观看
本章动画视频

年近50岁的老张是我们医院的一名护工，为人热忱，好与人交谈，平日里大伙不忙的时候也大多喜欢跟老张唠唠。

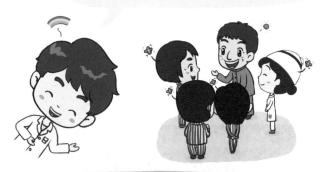

老张这人有个特点，就是总能找到些稀奇古怪的新闻出来。

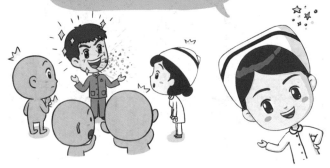

老张，还没下班呢？

是康康啊，我这收拾完就回家了，康康你今天也忙到现在啊！

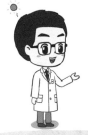
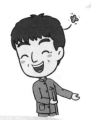

嗯，遇到个急诊的主动脉夹层患者，有破裂风险，拖不得，给做了个急诊手术，就忙到现在了。

康康你听说了吗？前不久有个孕妇死在医院的新闻，一尸两命呢，就是你说的**主动脉夹层**。

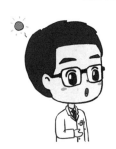
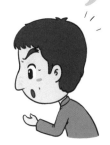

主动脉夹层本来就很危险啊，一旦破裂，极容易导致死亡。

真是可怜啊，怀孕生孩子，这不是很自然平常的一件事吗？谁知道就偏偏遇上这么一个病呢？怪这孩子倒霉吧！

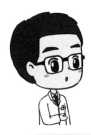
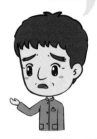

老张，这我可不认同啊，凡事皆有原因，主动脉夹层这种疾病的发生哪能只是因为倒霉呢。这新闻我也看到过，那孕妇是姓杨吧？

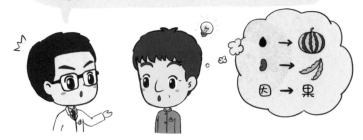

听说还是个女博士，妊娠28周，患有**高血压**十多年。这次也是因为妊娠期高血压住院，住院期间因为主动脉夹层破裂抢救无效死亡。

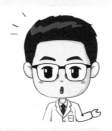

毫无疑问，主动脉夹层就是**罪魁祸首**，那么，又是什么导致的主动脉夹层呢？

这我老张知道，上次小郭医生还跟我讲过呢。好像主动脉夹层的**发病率其实并不高**，大约每年10万个人中才出现那么几个。

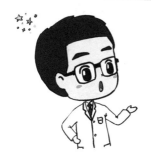
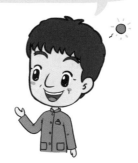

其中又以**男性**患者更为常见，男女比例约为4:1。

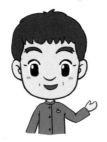
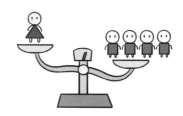

主动脉夹层多见于**老年人**，其发病高峰年龄在50～70岁。

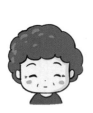
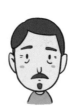
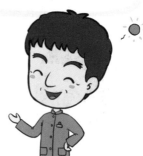

因为随着年龄增长，主动脉的**弹性会变差**，此时血管内的血流对血管壁造成的**压力也会变大**，也就更容易损伤血管内膜，导致内膜出现**破口**，进而形成主动脉夹层。

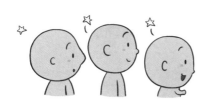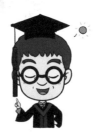

康康医生准得夸俺学的好。

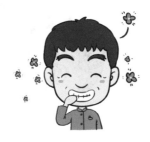

还有呢？

还有？那我就不知道了，嘿嘿……

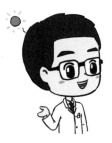 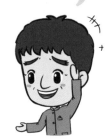

其实老张你说得都对，主动脉夹层的确多见于老年人，但除此之外，还有一系列的高危因素应该引起重视。

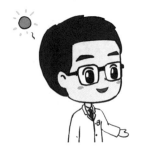 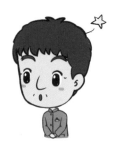

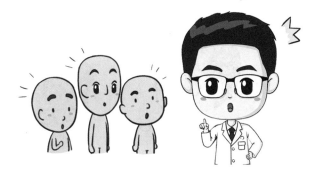

首先就是高血压，如果要说一个与主动脉夹层最密切的危险因素，那无疑就是高血压了。

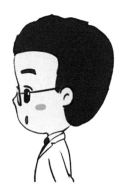

据统计，65％～75％的主动脉夹层患者合并有高血压并且控制不良。

如前所述，主动脉夹层的发生离不开
内膜破口的形成，而内膜之所以容
易形成破口，是因为它长期承受血流
的**压力冲击**。

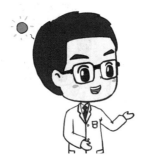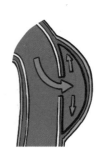

而显然高血压患者的
血压更高，冲击力也
更强，内膜当然也更
容易形成破口。

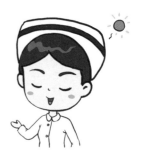

可遗憾的是，目前我国高血压患者的**知晓率**、**治疗率**、**控制率**还不够高，导致很多主动脉夹层患者发病时根本不知道自己有高血压。

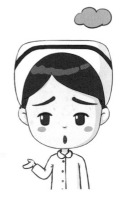

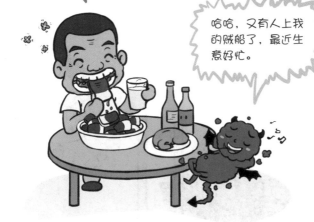

大块吃肉、大口喝酒，退休生活好逍遥啊。

哈哈，又有人上我的贼船了，最近生意好忙。

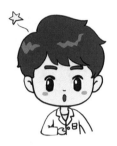

或者知道有高血压但没有规律服用降压药，导致发病时血压特别高。

长时间的高血压，得不到有效控制，就像河流长期高水位一样，在某些诱因下灾难性的溃堤随时都可能发生。

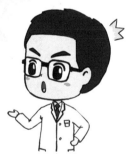

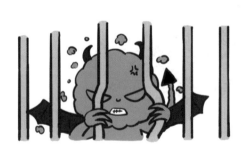

哦，所以女博士孕妇就是因为高血压导致的主动脉夹层？

也不全是，因为**怀孕**本身也是一个危险因素。

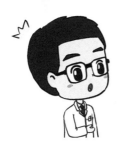 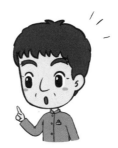

据报道，在40岁前发病的女性患者中，有13%发生于孕期或者产后，以妊娠7~9月发病最为常见。

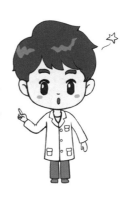

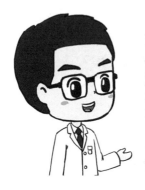

之所以如此，是因为妊娠期间，尤其是妊娠晚期，血容量明显增加，就像河流发大水一样，固定的河道里流过过多的河水，就容易出现泛滥的现象。

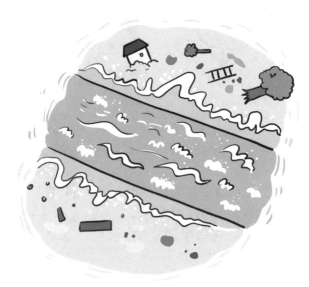

其次，这个患者还是一名博士，老张你也知道，博士不好读啊，精神压力大，容易产生情绪波动。

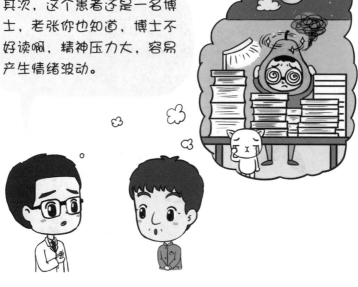

情绪激动、精神紧张本身是否会导致主动脉夹层的发生不得而知，但是可以确定的是，**突然的情绪激动或者长时间的精神紧张**容易导致血压升高，升高的血压显然容易导致主动脉夹层的发生。

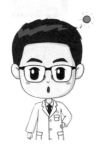

此外，值得一提的是，主动脉夹层的患者大部分伴有严重的**胸痛**症状。

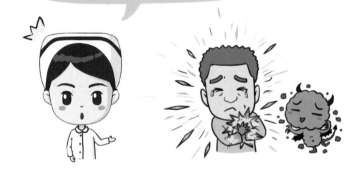

胸痛反过来又会导致情绪激动、精神紧张，形成恶性循环。

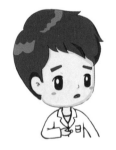
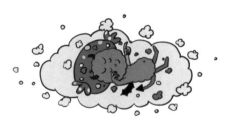

最终导致血压急剧增高，使夹层动脉瘤破裂，造成严重后果。

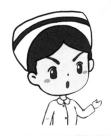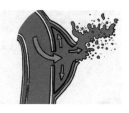

因此出现急性胸痛，怀疑是主动脉夹层时，首先应该让自己冷静下来，然后拨打120就医。

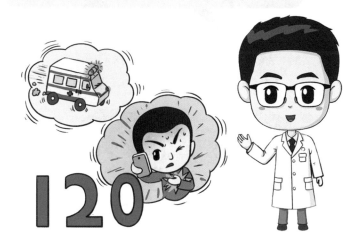

那还有什么其他危险因素，康康你再跟我老张讲讲。

除了高血压、妊娠、精神紧张等危险因素，剩下的容易引起主动脉夹层的因素还有动脉粥样硬化、损伤、肥胖及一些遗传性疾病。

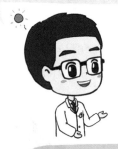 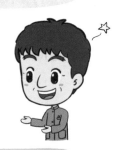

既然老张你感兴趣，那我们就来一一说说。

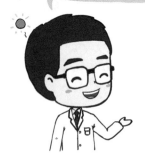 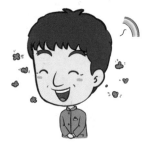

一、动脉粥样硬化

动脉粥样硬化是指体内多余的脂肪因为代谢不掉而沉积在动脉壁，导致动脉平滑肌细胞增生和胶原纤维增多，最终形成粥糜样的坏死病灶和血管壁硬化。

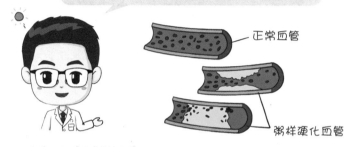

正常血管

粥样硬化血管

正常的血管富有弹性，能适应人体波动变化的血压。

而粥样硬化的血管弹性变差，适应性降低，容易出现损伤，导致夹层的出现。

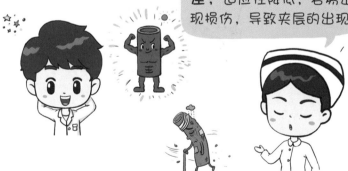

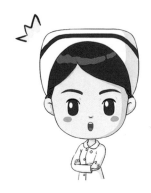

长期不良的饮食习惯、吸烟、酗酒会导致动脉粥样硬化，也可进一步诱发高血压的发生。

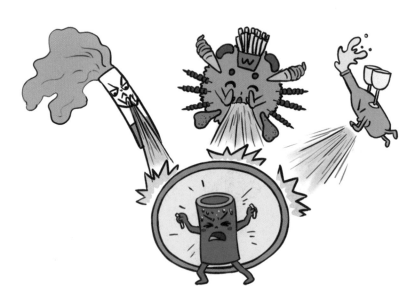

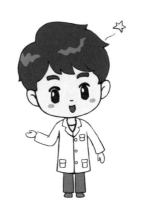

同时，不爱运动、久坐不动也会导致动脉硬化的风险增加。

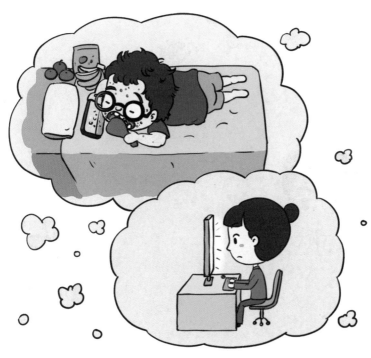

现代社会长期**高盐**、
高脂、**高糖**饮食，均
可导致血压增高。

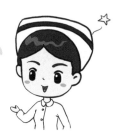

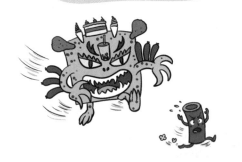

这些不健康的生活方式
长年作用于人体，容易
诱发"**人体不定时炸
弹**"的产生。

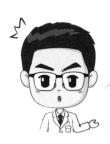

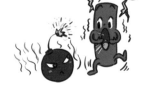

二、损伤

有一部分主动脉夹层的患者在发病前身体完全健康，没有高血压、动脉粥样硬化等高危因素。

而是因为**摔伤、撞伤**后出现的剧烈胸痛，最终也诊断为主动脉夹层。

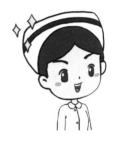
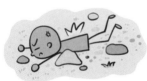
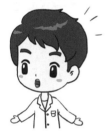

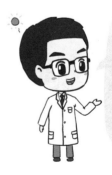

人体的主动脉虽然深藏在胸、腹腔内，表面有厚厚的骨骼、肌肉等组织保护，但是它毕竟属于脆弱的软组织，有时候不经意的一次外伤也有可能造成主动脉内膜破损，出现主动脉夹层。

三、肥胖

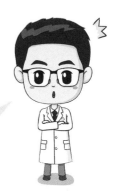

肥胖已经被世界卫生组织定义为慢性病，是众多心血管疾病的**高危因素**。主动脉夹层患者中有很大一部分是肥胖患者。

随着生活水平的提升，中国肥胖的人越来越多。

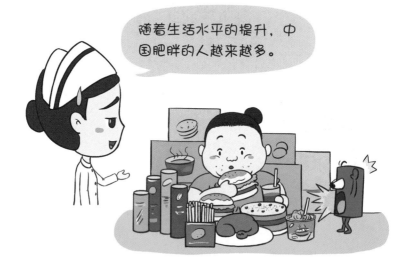

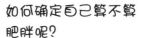

如何确定自己算不算
肥胖呢?

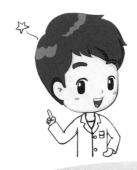

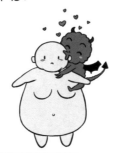

比较常用的体重指标是BMI, 即体重 (kg) /
身高的平方 (m²) 。当BMI＞25属于过重,
BMI＞30属于肥胖。

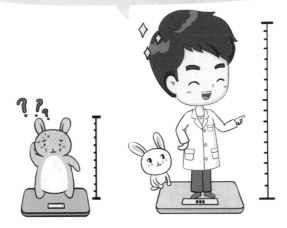

四、某些遗传性疾病、先天性疾病

某些遗传性疾病、先天性疾病会导致主动脉壁结构异常，如主动脉瓣二瓣化畸形，主动脉缩窄，主动脉环扩张，染色体异常（Turner综合征，Noonan综合征），主动脉弓发育不良和遗传性疾病（马方综合征，Ehlers-Danlos综合征）。

其中又以马方综合征最为常见。

据报道，在40岁之前发病的主动脉夹层患者中，马方综合征患者占50%。

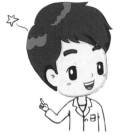
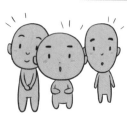
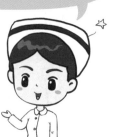

遗传性疾病以及先天性疾病虽然无法提前避免，但是患有以上疾病的人却可以提高认识，随时警惕主动脉夹层的发生。

一旦出现胸痛等症状，就应该想到主动脉夹层的可能，应及早就医。

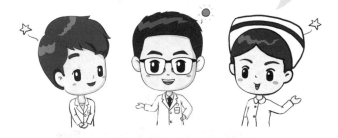

要是每个人都像老张一样留心，我们也能少加班啦！

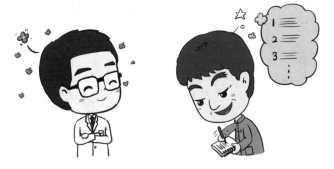

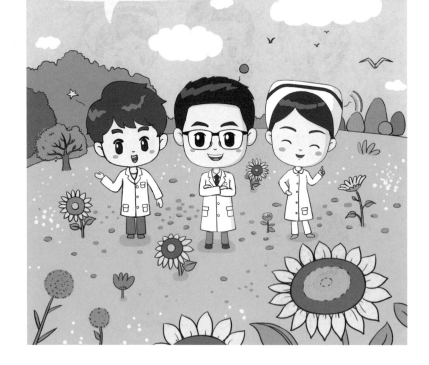

第三章

痛彻心扉的撕裂

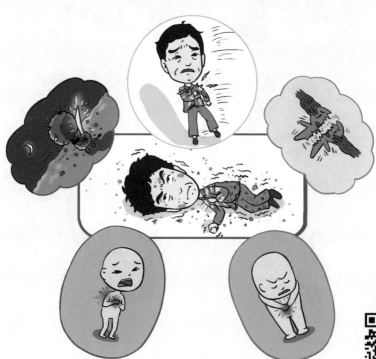

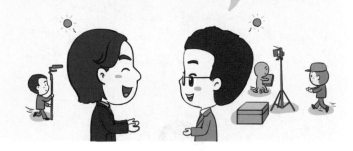

康康医生，我们《血管危机》这部剧开拍了，邀请您来做医学顾问！

医学科普，吾辈职责，荣幸之至！

我们这集讲的是"主动脉夹层"。演员就位。Action！

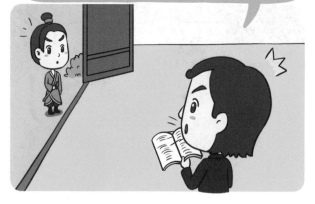

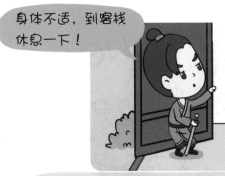

身体不适，到客栈休息一下！

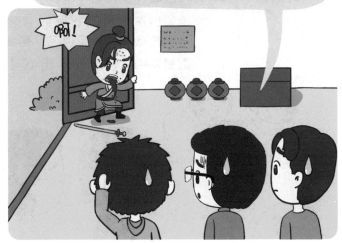

这位同志走错片场了吧。主动脉夹层**最典型**的症状是胸、腹部突发撕裂样的剧痛。如果后期进展严重，出血迅猛，导致弥散性血管内凝血、应激性溃疡等其他并发症，是有咯血或呕血的可能，但发病即吐血也太夸张了吧！

啊！

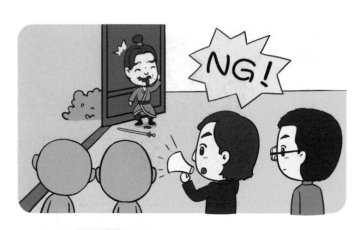

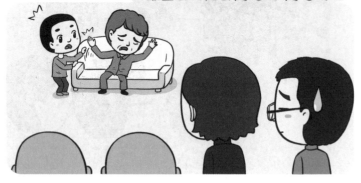

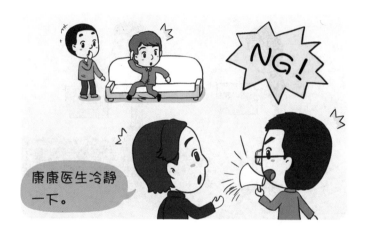

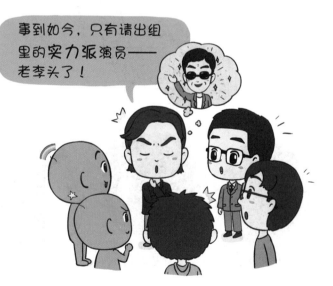

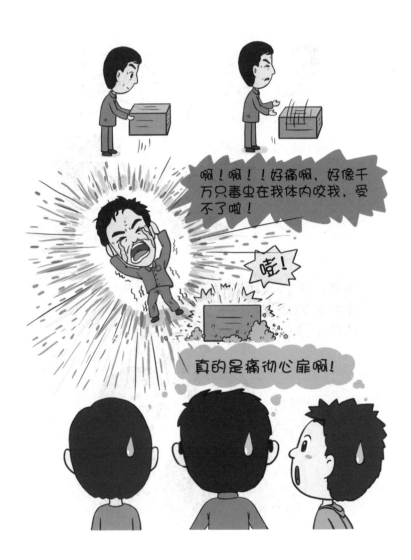

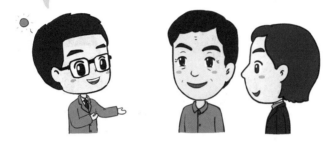

蛛丝马迹一——难以承受的疼痛

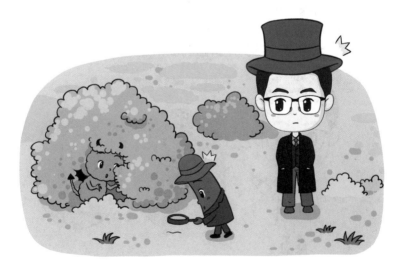

疼痛是主动脉夹层患者最为普遍的主诉。常被描述为"撕裂样""刀割样"持续性难以忍受的锐痛。

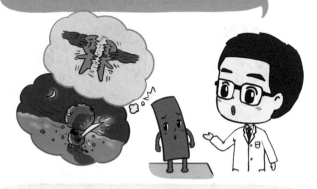

主动脉夹层的**疼痛位置**主要与主动脉夹层**发生的位置有关**,可以表现为胸痛,也可以表现为腹痛,且多伴有后背放射痛。

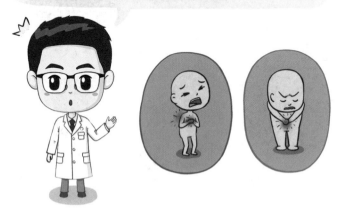

出现**迁移性疼痛**可能提示夹层进展，如患者出现下肢疼痛，则提示夹层可能累及髂动脉或股动脉。

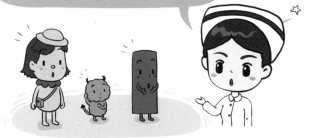

部分患者亦可**无疼痛**症状，在诊治其他不适的过程中通过检查发现。

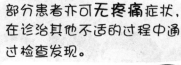

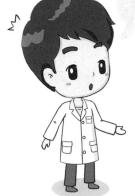

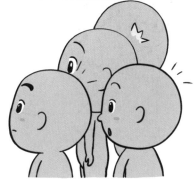

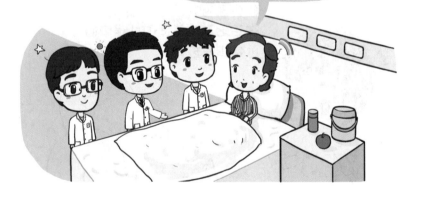

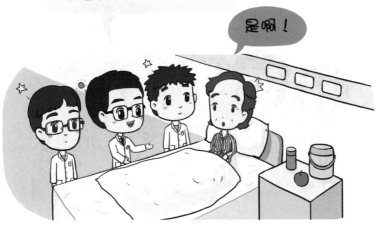

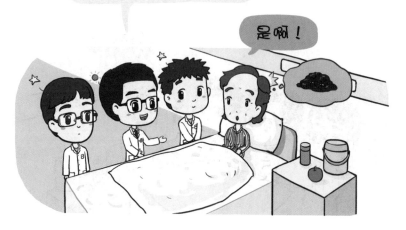

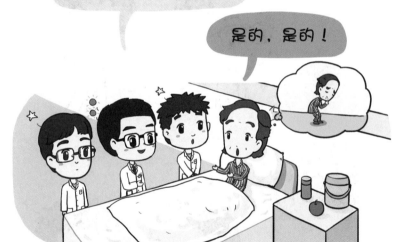

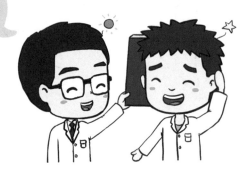

阿秋，你看王先生的CT血管造影，他的主动脉夹层累及到了**腹腔干动脉和左下肢动脉。**

人体是个复杂的系统。主动脉夹层的表现有时不仅是简单的胸、腹痛。

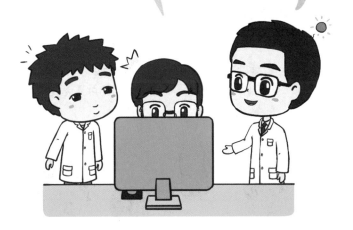

蛛丝马迹二
——血管受损的症状

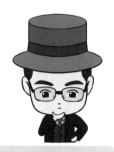

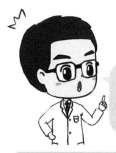

主动脉夹层累及的重要分支血管可导致脏器缺血或灌注不良的症状。

如累及腹腔干、肠系膜上及肠系膜下动脉时，可引起胃肠道缺血表现，如急腹症和肠坏死。

表现为腹部膨隆，叩诊呈鼓音，广泛压痛、反跳痛及肌紧张。部分患者表现为黑便或血便。

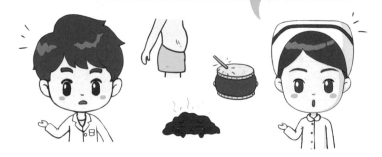

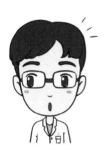

如累及肢体动脉，轻者可有受累肢体低血压，严重者甚至可出现急性肢体缺血症状，如疼痛、无脉甚至缺血坏死等。

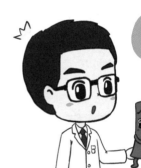

主动脉夹层还可累及其他许多动脉。

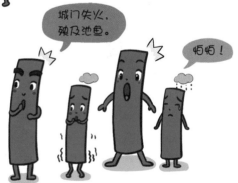

城门失火，殃及池鱼。

怕怕！

夹层累及无名动脉或左颈总动脉可导致中枢神经系统症状，表现为晕厥、意识障碍或偏瘫。

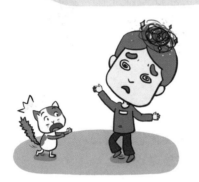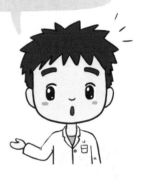

影响脊髓动脉灌注时，脊髓局部缺血或坏死可导致下肢轻瘫或截瘫。

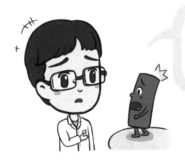

夹层累及一侧或双侧肾动脉可有血尿、无尿、严重高血压甚至肾衰竭。

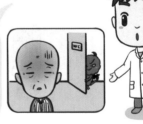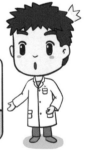

主动脉夹层破裂出血也会有一系列血管外表现。

一方面会有急骤的失血性休克表现，另一方面还有可能因短时间大量出血造成周围组织的压迫症状。

如胸主动脉夹层破入胸腔可出现气管向右侧偏移，左胸叩诊呈浊音，左侧呼吸音减弱等，影响呼吸功能。

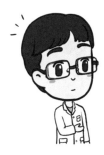
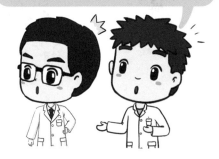

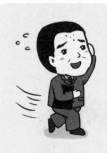
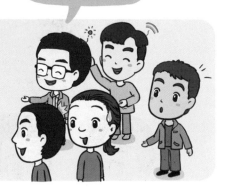

前年刘叔在我们科做的主动脉夹层手术，现在恢复得怎么样了？胸口痛的症状还有吗？有定期复查吗？

感谢您记挂了！你们医院的手段就是高明！回来慢慢的就没事了，我都盯着他呢！每年都复查。

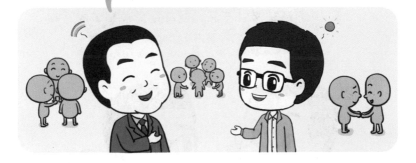

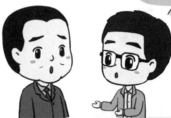

倒是我，最近也冷不丁胸口疼一下，你说我不会有事吧？

你具体说说。

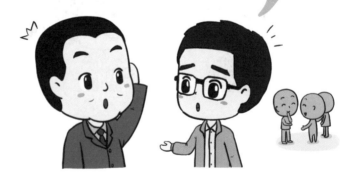

就偶尔胸口疼一下，也没我爸当年痛那么厉害，我想我也年轻啊，不至于有啥问题吧。

你开车这么着急，是不是总急刹车啊？胸口是不是经常撞方向盘啊？

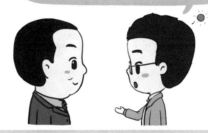

次日

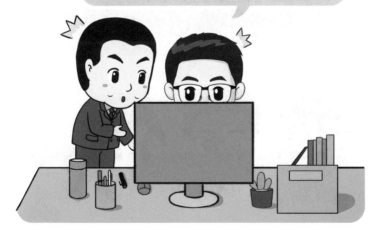

蛛丝马迹三——家族病史、外伤史、手术史

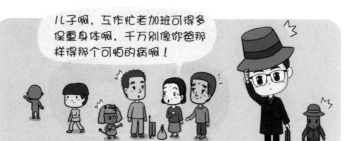

近亲属有过主动脉相关疾病的人群

胸部外伤史后反复发作胸痛的人群

有过主动脉相关手术史的人群

均应更加重视，及时检查，提防主动脉夹层的发生。

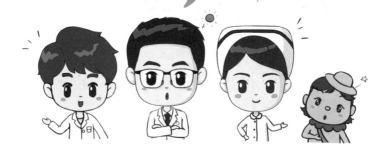

胸痛症状还可以见于哪些疾病呢？
与主动脉夹层的疼痛有何不同呢？

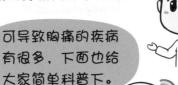

可导致胸痛的疾病有很多，下面也给大家简单科普下。

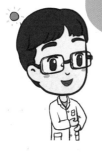

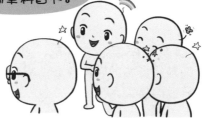

1. 胸壁病变

软组织损害：如疖、擦伤、挫伤等。

肌肉病变：如胸背肌肉局部损伤，剧烈运动或经久剧咳引致胸肌劳损等。

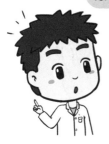

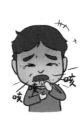

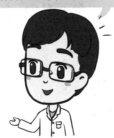

肋骨病变：如肋软骨炎、肋骨挫伤、肋骨骨折、骨髓炎等。

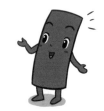

肋间神经病变：因病毒、毒素等引起的神经炎如肋间神经炎、带状疱疹、流行性胸痛等。

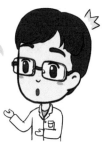

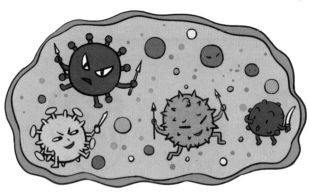

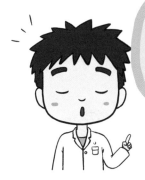

脊髓或脊椎病变： 因脊神经后根受压或刺激引起，如肥大脊椎炎、脊柱结核、脊椎转移性肿瘤、椎管内肿瘤等。

2. 气管、支气管病变

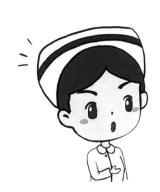

如急性气管炎、支气管肺癌。

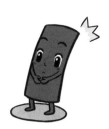

3．肺与胸膜病变

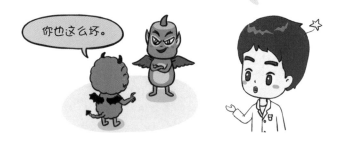

如肺炎、肺结核、支气管肺癌、肺梗死、干性胸膜炎、自发性气胸、胸膜粘连等。

你也这么坏。

4．其他心血管病变

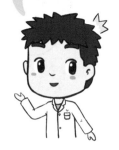

如心绞痛、心肌梗死、心包炎、心肌炎、主动脉瘤等。

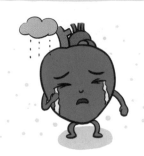

5. 纵隔与食管病变

由纵隔内组织受压、神经或骨质受累等因素引起。

如急性纵隔炎、纵隔气肿、纵隔肿瘤、急性食管炎、食管周围炎、食管癌等。

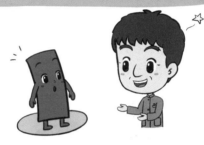

6. 其他原因

如换气过度综合征、痛风、肩关节及其周围组织疾病、腹部脏器疾病。

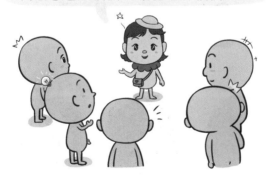

"啪"的一声，箱子坠落到地面，老李头身体失去平衡。

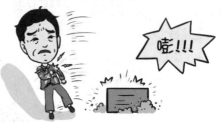

唉！！！

老李头摔倒在地，牙关紧闭，双眼上翻，很艰难地在地上拧转。

老李头晕了过去。

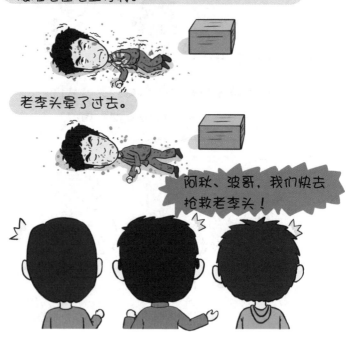

阿秋、波哥，我们快去抢救老李头！

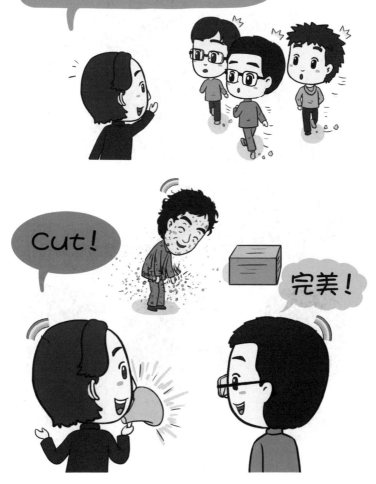

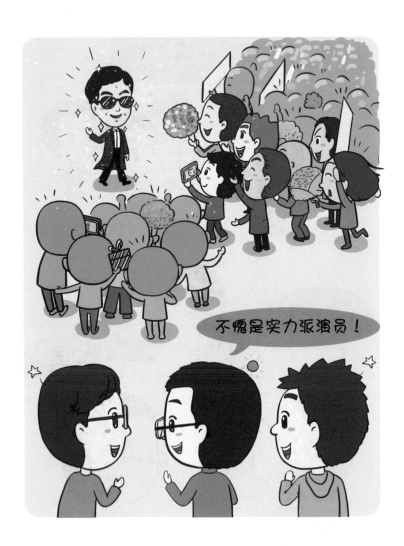

剧组杀青后。

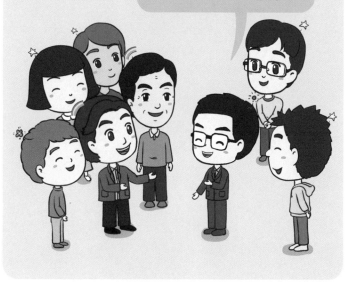

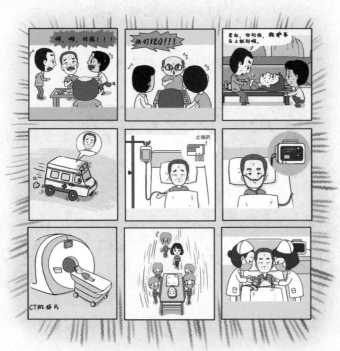

扫码观看
本章动画视频

老赵是一位退休工人,平日里闲来无事喜欢和小区的同龄人下象棋。

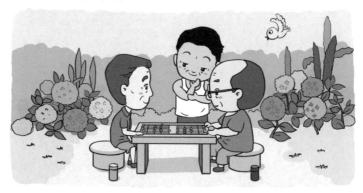

这天下午,老赵吃完午饭后和往常一样下象棋。

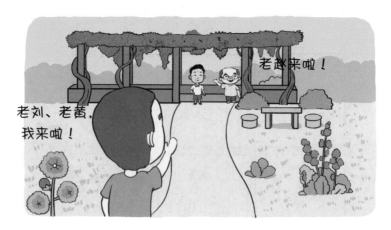

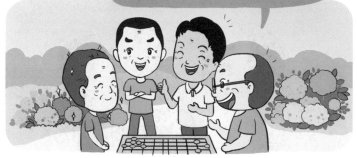

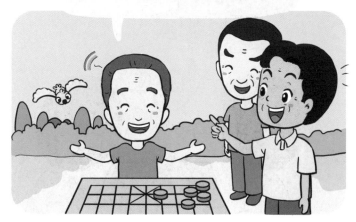

突然间，老赵胸口出现撕裂状疼痛，面色苍白，额头直冒冷汗。

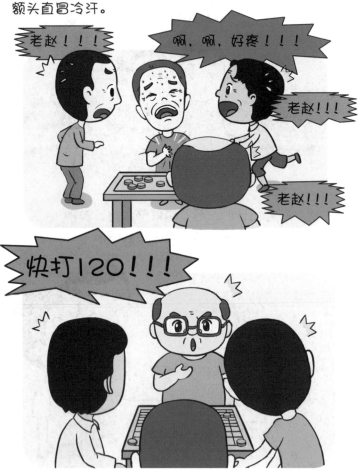

老赵，你别怕，**救护车马上**
就到啊。

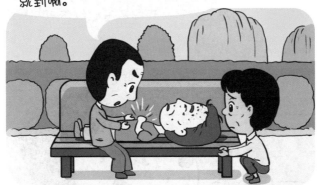

我们这边的地址是××路
××小区×号院×号楼前
面的小花园。

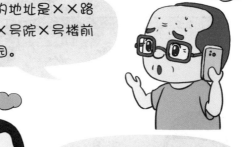

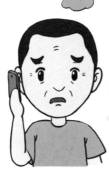

小赵啊，你爸出事了！
你快点回家。我们打过
120了，你路上也注
意安全啊。

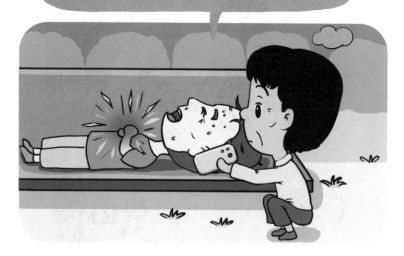

啊哟喂，大夫，听得到吗？我的胸口一直疼，疼死我了，疼死我了，我是不是心绞痛啊？怎么办啊？

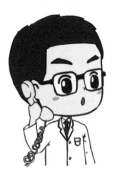

大爷，我听得到，我是康康大夫，您先别急。

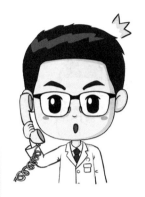

现在我还没法确定具体病情，但我觉得您胸口疼的厉害没有好转，可能是**主动脉夹层**。

具体得抓紧来医院检查后才知道，这边120已经去接您了。

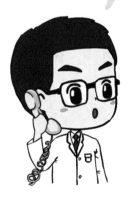

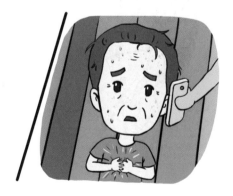

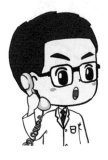

您现在听我说，千万不能情绪激动，让自己冷静下来，控制住自己的血压。

大爷，我会叮嘱接送司机减少途中颠簸，救护车上的医务人员会第一时间进行初步诊断、治疗，您放心。

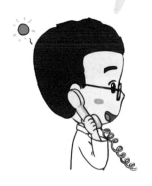

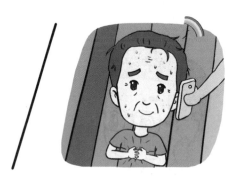

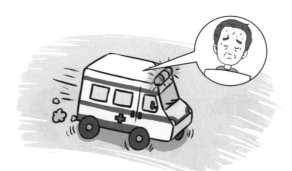

不一会儿，赵大爷就送到了医院。

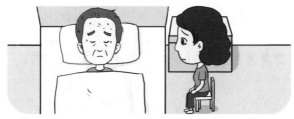

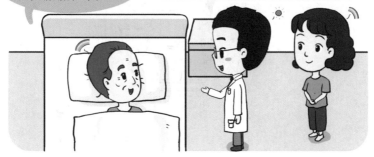

完善急诊检验，CT血管造影检查后，赵大爷确诊为**主动脉夹层**。

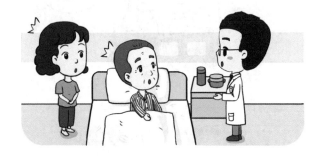

康康医生立即对赵大爷进行了**急诊手术**。

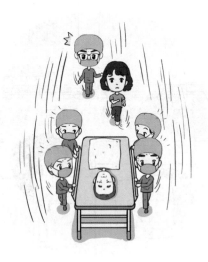

赵大爷手术后需要住院观察一段时间。

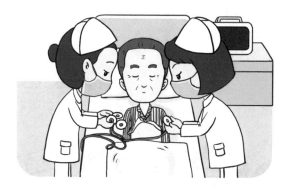

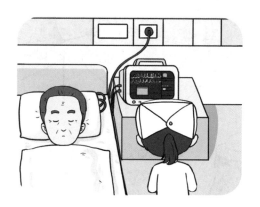

护士连接心电监护，严密观察
生命体征。

赵大爷，您的胸口痛不痛？

肚子痛不痛？

腿麻不麻？凉不凉？
能活动吗？

没啥不舒服，就大腿根
这个地方有点胀。

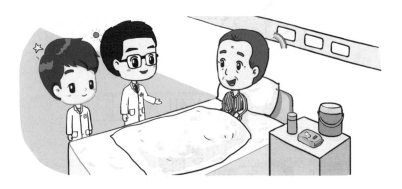

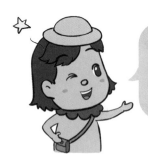

穿刺点周围胀痛是因为介
入器材对血管壁产生的压
力损伤，术后不久就会恢
复的。

赵大爷手术后住院期间需要进行复查。

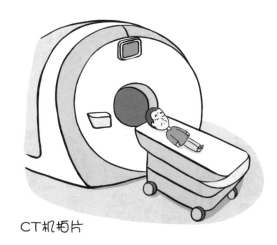

CT机拍片

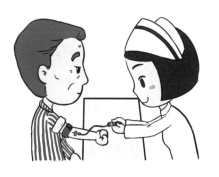

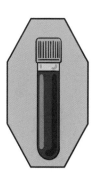

复查血常规：抽血

住院期间，赵大爷需要定期换药。

换药时需要在介入手术穿刺点打开敷料进行清洁消毒，换药后需要更换敷料。

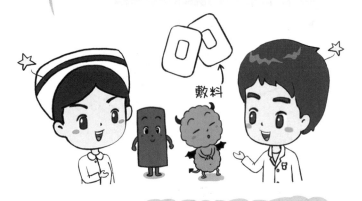

敷料

介入手术穿刺点往往在大腿根部喔。

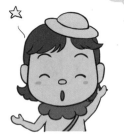

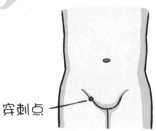

穿刺点

赵大爷，您的复查结果出来了，夹层完全修补好了，您可以出院了。

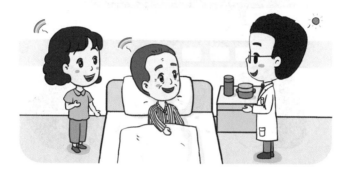

经过入院手术微创治疗后，老赵很快出院啦。

俺老赵这次可真是大难不死啊。

爸，咱以后可一定多注意身体，一定得控制好血压啊。

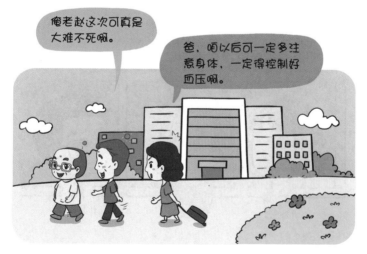

出院前

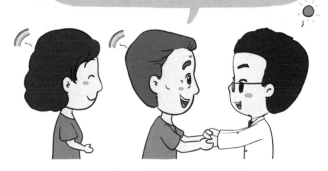

> 康康大夫，真的太感谢您了，您真是救了我的命。

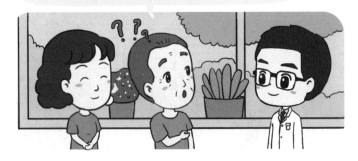

> 康康大夫，您快给我们讲讲，要是我们在家突发了主动脉夹层，在送到医院之前，我们患者和家属还能够做些什么呢？

主动脉夹层是指动脉内膜出现破口，受到血液冲击后，内膜被冲破，中层剥离，主动脉壁就被剥离形成夹层，从而导致患者胸口会有撕裂样的痛感。

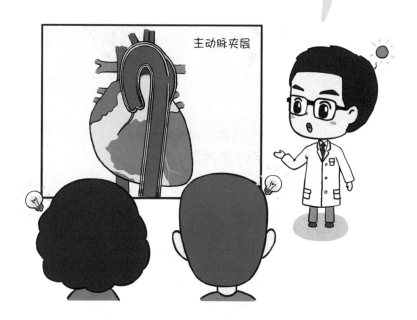

主动脉夹层

同时，主动脉承受的压力和血流量巨大，主动脉血管壁**撕裂**的话，大出血的可能性非常大，死亡率极高。

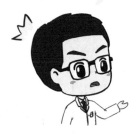
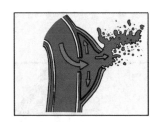

所以我们也称主动脉夹层为"不定时炸弹"。

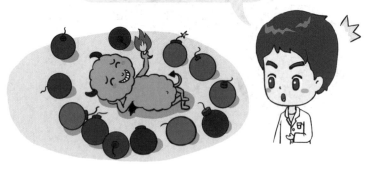

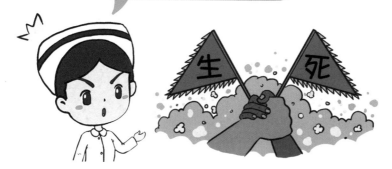

主动脉夹层的诊治可以说是生与死的较量。

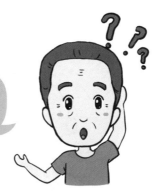

那平时周围的人遇到这种病，我们要做哪些才能救他呢？

老赵，你这个问题问得非常好，早处理一秒钟真的能救回一条命。

当周边的人突然发生胸口持续撕裂刀割样痛，后背部可能也会感到疼痛的时候。

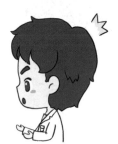

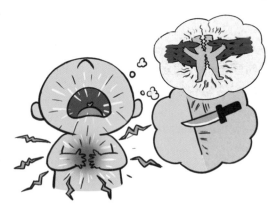

休息或者口服硝酸甘油缓解不明显，同时会有脸色发白、焦躁、出很多汗、心跳加速的情况。

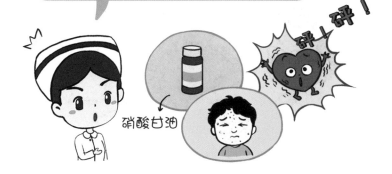

硝酸甘油

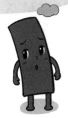

这时候我们考虑可能是**主动脉夹层**。

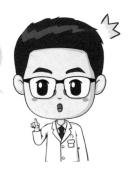

在这种情况下，赶紧拨打120，告知医生大致情况。

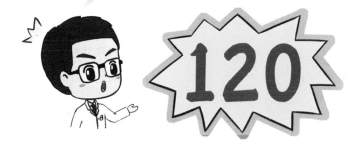

让患者充分平躺，不能随意搬动患者。

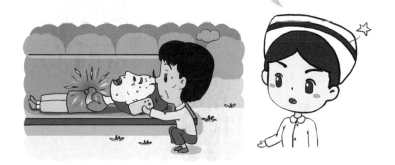

安慰患者，叮嘱他一定要保持冷静，避免情绪激动引起血压升高。

老赵，你别怕，**救护车**马上就到啊。

等待进一步救治。

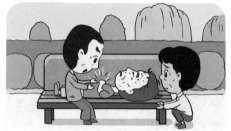

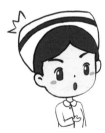

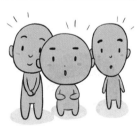

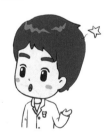

老赵，除此之外，在120转运患者至医院途中，进行院前急救也非常重要，可以大大降低死亡率。

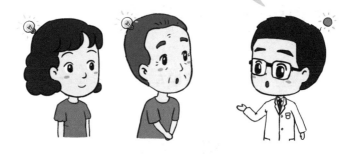

主动脉夹层初步治疗原则是有效镇痛、控制心率和血压，降低主动脉破裂的风险。

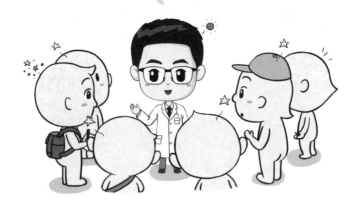

主要通过静脉输液、降低血压，使收缩压控制在100～120 mmHg。

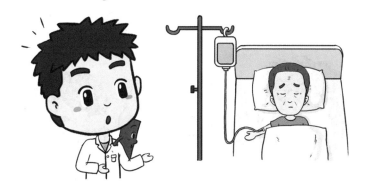

控制心率，持续吸氧，实时心电监测，并用一些哌替啶类的止痛药。

止痛药

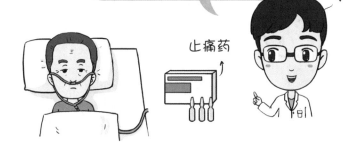

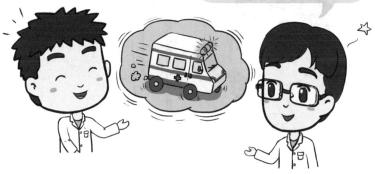

同时要安慰患者，避免情绪激动。

叮嘱司机驾驶尽量减少途中颠簸，尽可能最快送到医院。

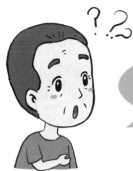

那到了医院呢？我们又需要做什么呢？

到了医院，就放心交给我们，我们会急诊抽血明确一下相关的血指标，来评估心肺脏器功能及手术风险。

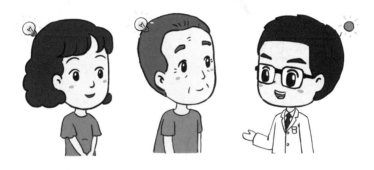

同时紧急对急性主动脉夹层的患者做全主动脉CT血管造影检查。

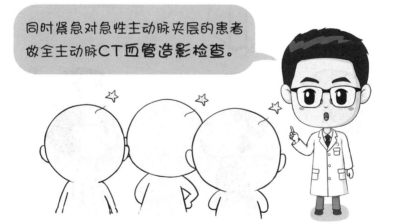

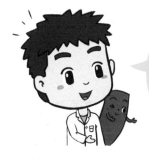

通过CT血管造影检查来明确破口的位置和夹层的累及范围，并且识别真腔与假腔。

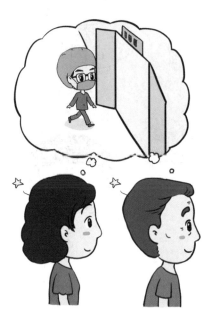

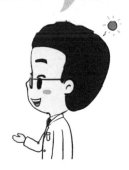

然后我们就开始根据手术方案紧急手术。

听康康大夫这么一说，突发夹层真的是和死神战斗，晚一步就可能错过了机会，人就救不回来了。再次谢谢您啊，真的是救了我的命！

老赵客气了，这都是我们医生该做的！

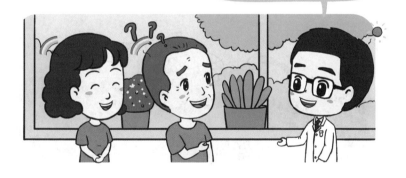

主动脉夹层是一种非常危险、突然发生的疾病。

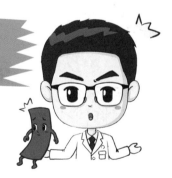

如果周围的人突发主动脉夹层。

患者、第一现场的人、120转运途中的医务人员及入院后的医护人员，环环相扣。

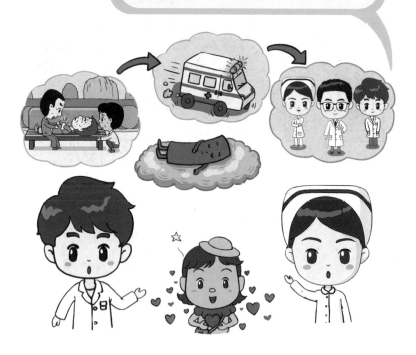

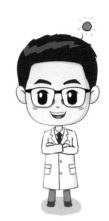

每个人都努力做到以上每个环节的要求，一定会很大程度降低院前患者的死亡率。

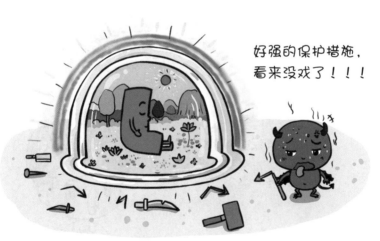

好强的保护措施，看来没戏了！！！

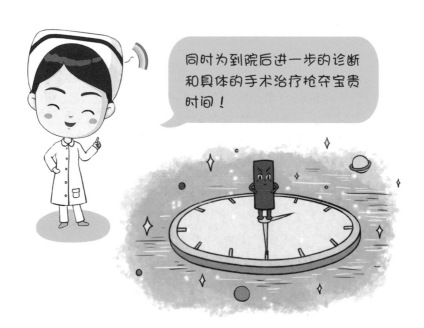

同时为到院后进一步的诊断和具体的手术治疗抢夺宝贵时间！

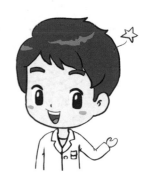

大家遇到这样的突发情况要牢牢记住哟！

急救口诀

一躺二静三求救，

安抚患者需止痛，

心率血压控制优

生死时速环环扣

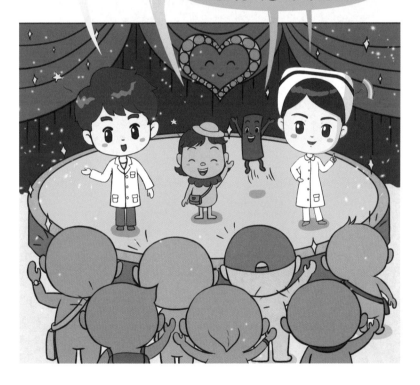

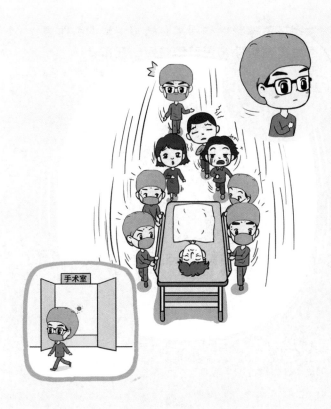

第五章
穿越雷区拆"炸弹"

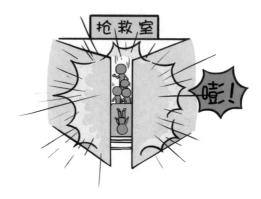

大家马不停蹄地向手术室转移，我们的康康医生正在快速布置着每个人的工作。

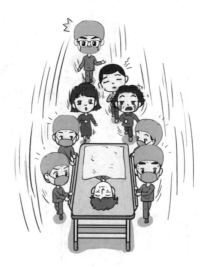

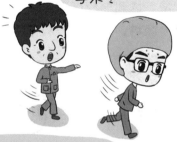

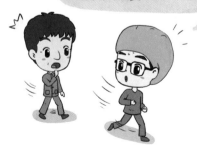

123

啥？墙内修复？

腔内修复，就是使用主动脉支架等治疗器具，借助介入手术设备，通过微创的方式，将治疗器具经血管腔放置于病变部位，达到治疗或改善病变的目的。通俗一点讲，就是……放支架！

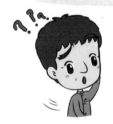
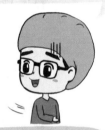

嗨！整这么高大上，整半天就是放支架啊，这我懂啊！不过，我只知道心脏上的血管、脑袋里的血管要放支架，这主动脉这么粗的血管也能放支架？是一回事不？

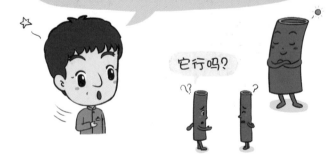

它行吗？

大体上讲，基本算是一回事，不过具体的手术方式差别就很大了，别的不说，主动脉很**粗**，所以主动脉里面用的支架，也很**粗**！那么，放置这么粗的支架的时候，咱们呐，就得……

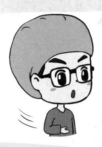

康康医生，您停一会，您刚刚说，现在几乎所有的主动脉疾病都首选放支架，那不首选的还有啥啊？还有这放支架有啥**优势**啊，凭啥就**首选**了呢？

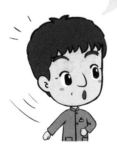
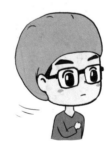

哎，你别说老张，你这问题问的还挺到点子的！在放支架……咳咳，腔内修复术普及之前，主动脉夹层和其他主动脉疾病的治疗，通常只能通过开放手术来处理。

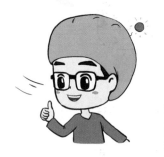

像我们的胸主动脉夹层，传统的开放术式需要进行开胸并完成主动脉病变段置换及分支动脉的重建。

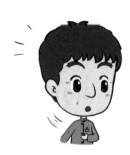
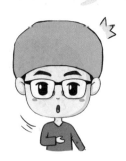

且不说手术难度和复杂性，仅手术风险就高到让人却步，不仅是让患者却步，就连大部分的医生也会却步。

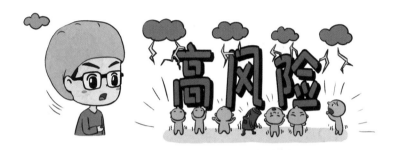

腔内修复手术的问世，使得主动脉夹层等疾病的手术治疗，从此可以避免创伤巨大的、操作复杂的、手术风险超高的传统开放手术。

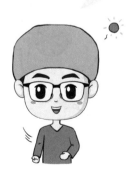

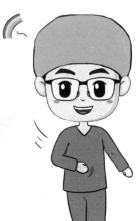

而仅需要通过一个微创的、简捷的、安全可靠的腔内修复方式来解决问题。

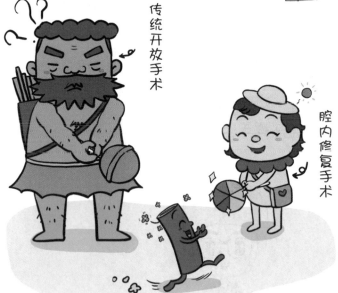

传统开放手术

腔内修复手术

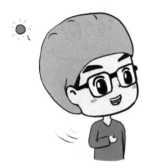

从急性主动脉夹层的抢救性治疗措施方面来看，腔内治疗快捷可靠，可以大大提高急性主动脉夹层的救治效率和成功率，具有传统开放手术无法比拟的巨大优势。

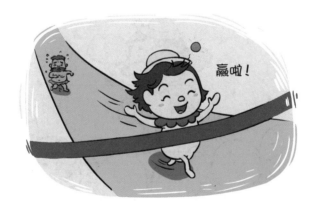

所以，腔内手术相较于传统开放手术，我认为不应该用谁更具优势来解释，这两种手术方式代表了两种全然不同的手术理念，从巨创到微创，这是一种外科手术发展的必然趋势，具有划时代的意义！

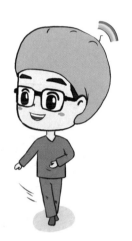

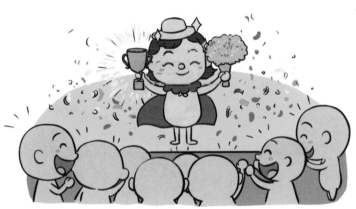

哦……有点儿明白了！那这么说支架治疗就是牛，难道就全是优点没缺点？

也有缺点，就是贵！但我相信，随着我国医保制度慢慢优化，这些费用问题总有被解决的一天。

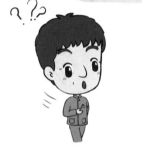
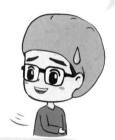

另外，也确实有一些主动脉病变是没有办法通过腔内修复的方式来处理的，比如累及弓上动脉的Stanford A型夹层，以目前的技术条件，还不足以妥善完成单纯腔内修复。

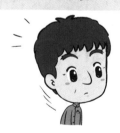
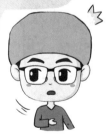

但这方面的技术改良、器具研发进展迅速，我相信在不远的将来，Stanford A型夹层也能用"放支架"的方式处理好！

想办法攻克Stanford A型夹层！

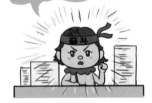

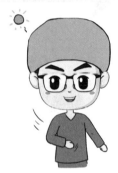

好了，先不说了，老张，手术室到了，我要去赶紧做手术了！

哎哎，好嘞，康康医生加油啊！

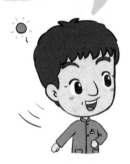

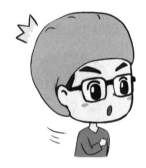

30分钟后，手术完成。

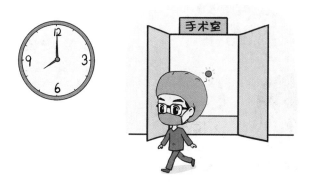

康康医生跟家属交谈后，家属焦急的面孔
终于舒展，露出激动、喜悦之情。

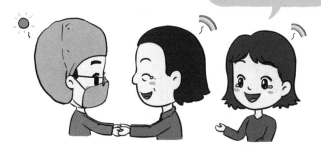

哎哎，康康医生，手术这就做完啦？这这，30分钟？

是啊，我刚刚怎么跟你说的，腔内修复是划时代的嘛！短短30分钟，就可以让一个90%死亡率的患者起死回生，这放在以前是想都不敢想的。

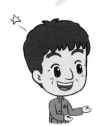
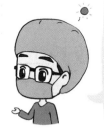

当然，你别看这30分钟很短，手术过程也是惊心动魄的！

哎，快快，康康医生快给我说说！

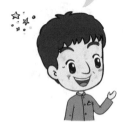
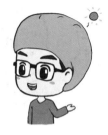

好吧，患者最危险的情况暂时都处理了，现在稍微有点儿时间，跟你说一说。

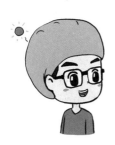
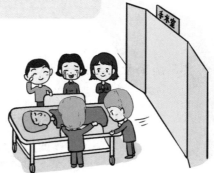

总的来说，主动脉夹层腔内修复术分为三步。第一，把支架送进去，第二，把支架放好，第三，把输送器扯出来，然后结束。

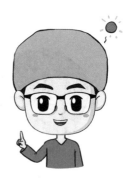

135

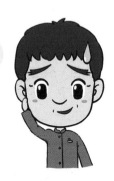

康康医生，你这不废话么？

能不能稍微详细点儿啊？

说的太详细了，就涉及很多专业性的东西了，你也听不懂，也没必要弄懂，我就简单跟你讲一讲。

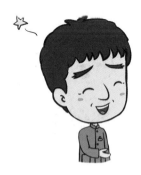

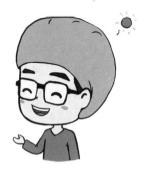

我们这次做的手术，名字是胸主动脉腔内修复（thoracic endovascular aortic repair, TEVAR），TEVAR术用的是一种专门用于主动脉腔内修复的支架，与其他常见的支架结构类似，主要区别是粗的多的多，毕竟是主动脉上使用的嘛。

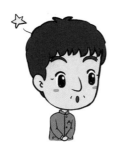
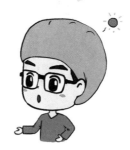

支架主体是金属网状骨架，表面覆盖着薄膜，可以理解为一个带着金属骨架的人工血管。

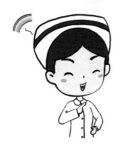

至于手术的**原理**，简单理解，就
是把支架放置到病变位置。

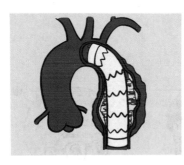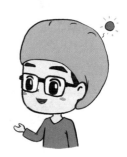

一方面，利用支架的**支撑力**
撑起因为夹层而变得狭窄的
主动脉管腔。

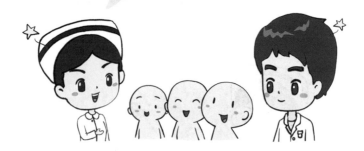

另一方面，是利用支架上附着的薄膜，将夹层的破口**封闭**，防止血流继续通过破口进入假腔，进一步撕裂主动脉壁，导致病情恶化，造成主动脉破裂等严重后果。

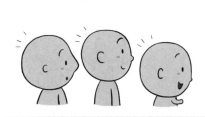
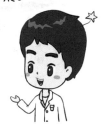

在进行手术的时候，我们会在**股动脉**的位置，也就是大腿根可以摸到血管砰砰跳的地方，做一个小切口，或者干脆直接穿刺进入股动脉，这一步完成之后就算是进入腔内了。

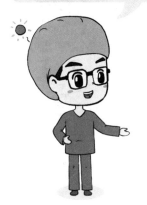
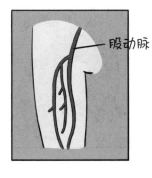

股动脉

随后，我们会把导丝导管从股动脉穿刺点送进去，在X线下，一边造影，也就是评估血管、病变情况。

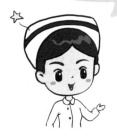
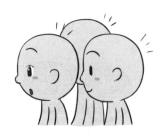

再一边把导丝送到适当位置**建立输送轨道**，之后所有的治疗器具的输送，包括修复主动脉用的大支架，都要靠这根导丝来完成。

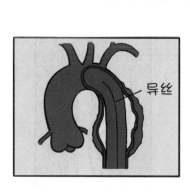

导丝

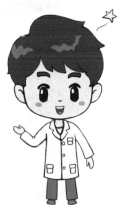

TEVAR术使用的大支架，在释放之前，被收在一个**鞘**里面，这个鞘的后方，通常连接着整个输送系统。

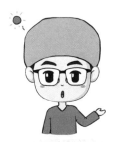

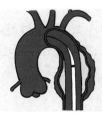

毕竟这么粗的支架，不可能从股动脉这里直接塞到主动脉，所以，它是使用**输送装置**。

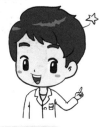

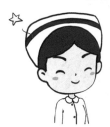

把包在鞘里的支架送到病变位置，定位准确之后，再把鞘撤回，让支架**完成释放**。

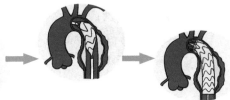

完成支架的释放之后，手术最重要的部分，
也就是腔内修复，就完成了。

后面就是一些**打扫战场**的工作了，
比如撤回输送装置，缝合血管，压迫
止血，包扎切口等。

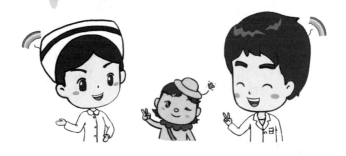

哦，原来是这么回事，
这么一说我就有点儿
理解了，不然总说放
支架，也不知道到底
怎么放进去的。

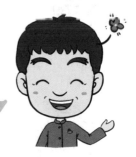

康康医生，现在有了支架这个神器，手术做起来要简单多了吧？

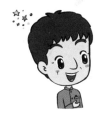
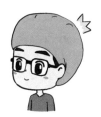

哎，可不能这么说，虽说比传统开放手术简捷不少，手术过程听起来也不复杂，但真正操作起来，风险一点儿也不比传统手术低！

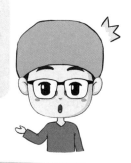

啊？为啥啊？

求知欲很强啊老张，那我再给你简单讲讲吧，TEVAR术都有哪些主要的风险。

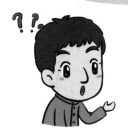
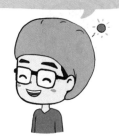

首先，急性夹层的患者，都是需要争分夺秒来进行抢救的，不谈那么多来不及上手术台的患者，能躺在手术台上的很多患者往往在手术中就撑不住了。

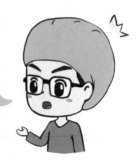

在这种惊心动魄的与死神直接对抗的气氛中，所有的医护人员都十分紧张。

很容易出现一些平时不太会出现的差错，有的差错就可能直接干扰正常施救，影响救治流程和最终治疗效果。

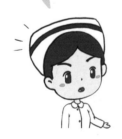

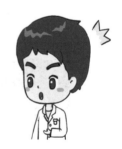

第二，急性夹层的患者，主动脉壁因为夹层的存在，可能会变得十分脆弱，正常的血流动力学也被干扰，手术中稍有不慎，就可能造成主动脉的突然撕裂。一旦发生这种情况，只能说是凶多吉少。

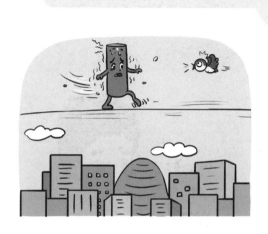
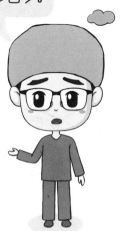

主动脉上有很多分支，为从头到脚的各个脏器提供血流，所以在进行腔内修复手术的过程中，释放支架前必须精确定位。

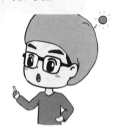

一旦定位不准将某些分支封闭，造成的热缺血将导致十分严重的后果。

比如急性大面积脑梗死、肠缺血坏死、腰梗死、肾梗死及肢体急性缺血坏死等。

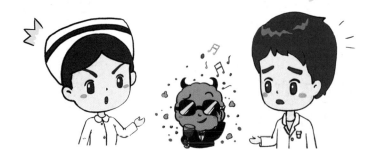

另外，在急性夹层逐渐撕裂血管壁的过程中，有些分支可能会被累及，但仍然存在血供，那么在这种情况下，这些被累及的分支保还是不保？保得住吗？怎么保？

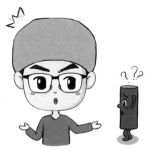

甚至于有些极端的情况下，为了修复主动脉夹层，可能必须要牺牲掉部分分支。这些患者，在手术之后，造影剂相关肾功能不全的发生概率会大大增加，最严重的，甚至会引起急性肾衰竭，继而并发心力衰竭导致死亡。

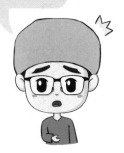

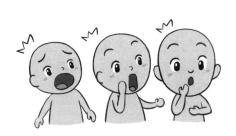

那么这些分支，到底如何取舍？如果牺牲掉了某个分支，结果出现了严重的相关脏器、组织缺血，又该如何是好？

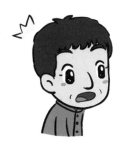

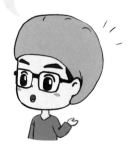

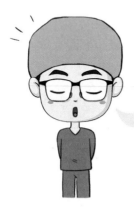

腔内修复手术是介入手术，必须使用造影剂，很多急性夹层的患者因为夹层影响出现肾血流灌注不足，会合并急性肾功能不全，或者患者原本就可能存在肾功能不全的基础疾病。

当然这只是其中一个例子，还有其他的合并症，也可能因手术操作而加速恶化。

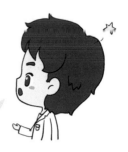

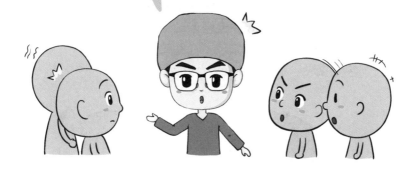

但是，急性夹层的患者必须争分夺秒地进行抢救，哪有时间去评估这些情况，就算评估出来了，手术也不可能暂缓，该做还是得做。但如果手术就这么做了，就可能出现各种意料之外，甚至意料之内却无可奈何的严重并发症。

甚至于最后手术成功，但患者却死于并发症。在这样的情况下，作为医生该如何取舍呢？

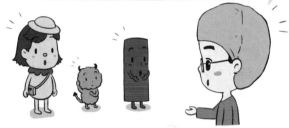

还有……

哎哎，康康医生，打住打住，您说的这些，太哲学了……嗯，我觉得我突然就理解了你们，也知道了为啥一定要术前谈话，为啥一定要我们签那么多字了，这些取舍交给你们医生来做，确实太难、太残忍了。

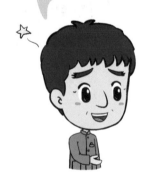

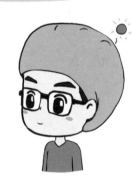

话说回来，听了这么多，我算是知道了点大概了，这"踢娃"手术，虽说相比较之前的开胸手术而言，又快又好，但是手术的难度、惊险程度可一点儿也不小。

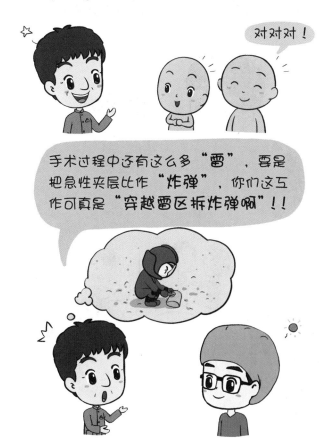

对对对！

手术过程中还有这么多"雷"，要是把急性夹层比作"炸弹"，你们这工作可真是"穿越雷区拆炸弹啊"！！

老张啊，你总结得太到位了，真就是"穿越雷区拆炸弹"！也谢谢你对我们工作的理解，希望医护和患方之间能越来越多的相互理解，相互信任，相互配合，相互帮助，把治病救人踏踏实实的放在首位！

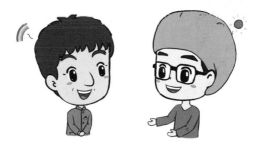

康康医生和老李相顾无言，转向眼前。手术室门外，有人哭，有人笑，有人焦急踱步，有人独坐墙角。

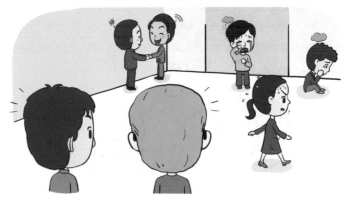

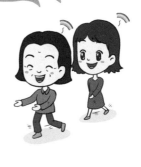

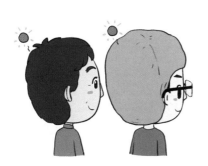

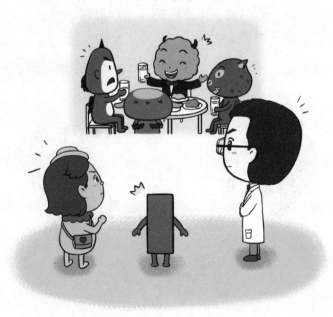

第六章
当心"炸弹"的次生
危害

扫码观看
本章动画视频

今年60岁的王大爷，身体一向挺好，没事还喝点小酒，跳跳广场舞。

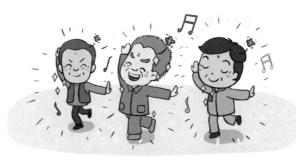

就是王大爷有高血压病史，偶尔不舒服时便会口服一片降压药，自觉身体倍棒，也不当回事。

没事的，我的身体底子好，吃几片药就好啦。

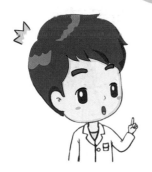

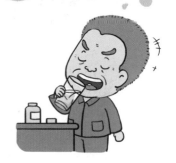

一个平静的下午，正在跳广场舞的王大爷突发胸背部撕裂样疼痛，当地医院诊断为Stanford B型主动脉夹层。

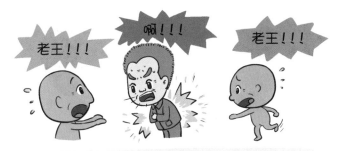

面对如此凶险的病情，当地医院表示无能为力，遂紧急转运到上海长征医院血管外科。

然而，在转运途中，患者又突然出现双下肢麻痹无力、没有知觉。这让本来就十分紧张的王大爷陷入更加绝望的思绪中。

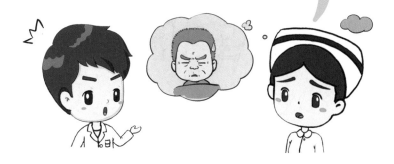

康康医生接诊后，果断诊断为**主动脉夹层**，并发**脊髓缺血**，导致出现**截瘫**症状。

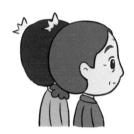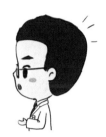

遂紧急开通绿色通道，急诊行**主动脉夹层腔内修复术**，以及**腰大池引流**，改善循环，康复理疗等对症支持治疗。

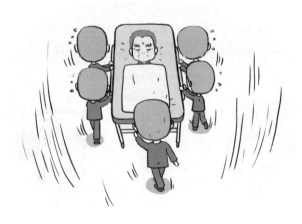

王大爷的手术进行得很成功，主动脉夹层得以修复，危在旦夕的王大爷脱离生命危险，生命体征恢复平稳。

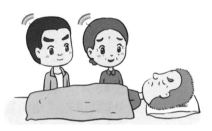

但是脊髓缺血导致的截瘫并发症，可能让他永远离不开病床或者轮椅。

好在及时发现，早期采取处理措施，经过3个月的康复治疗，王大爷逐渐可以下床活动。

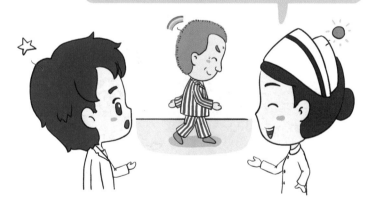

主动脉夹层起病急，进展快，
固然凶险。

但是，除了疾病本身的危害性，由此引发的一系列出血和缺血相关并发症，严重影响预后，甚至危及生命。

因此，应及时发现并处理并发症，最大程度改善预后，提高患者生活质量。

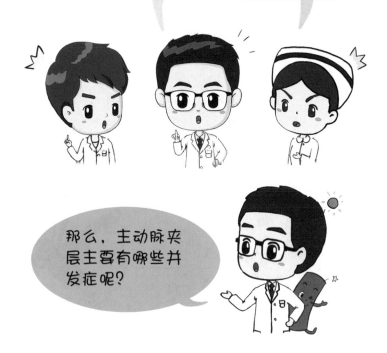

那么，主动脉夹层主要有哪些并发症呢？

一、出血相关并发症

心包填塞：当出血淤积在心包，会产生心包填塞，患者会突然出现心率增快、血压下降，同时严重影响整个循环状态，会导致心脏压塞甚至休克。

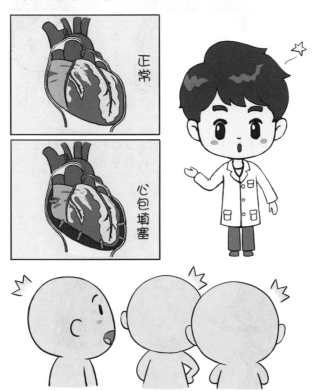

胸腔积血：出血累及胸腔，出现胸腔积血，引起呼吸困难、血氧下降等症状。

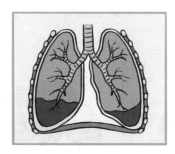

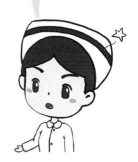

心肌梗死：局部血肿压迫冠脉，引起冠脉的狭窄甚至破裂，导致心肌梗死的发生。

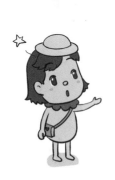

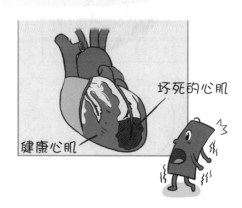

坏死的心肌

健康心肌

主动脉瓣关闭不全：常见于Stanford A型主动脉夹层。目前认为其发病原因可能是夹层引起瓣环扩大或瓣叶受累或撕裂的内膜片突入左心室流出道所致主动脉反流，易误诊。

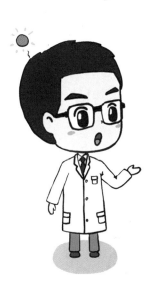

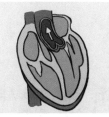

主动脉瓣正常

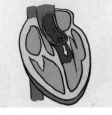

主动脉瓣关闭不全

二、缺血相关并发症

主动脉夹层如果累及分支血管，会造成动脉闭塞和分支血管供应血液区域局部的脏器组织缺血、坏死。

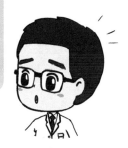

肠坏死：如果累及肠系膜动脉，会导致肠坏死，患者一般会出现急剧的腹痛。

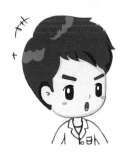

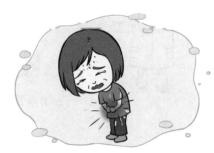

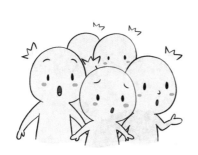

急性肾衰竭：当主动脉夹层动脉瘤病变累及肾动脉或血肿压迫肾动脉，引起肾动脉狭窄或者假腔供血，会导致急性肾衰竭。

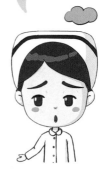

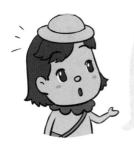

截瘫：累及脊髓，当引起脊髓缺血时会引起神经系统障碍，导致截瘫，出现双下肢的活动障碍。

组织灌注不良:

如果夹层累及供应脑及脊髓的动脉，出现意识丧失、截瘫等严重后果。

当血管破裂或者夹层内的血液淤积过多时，患者会出现低血压甚至休克。

总之，主动脉夹层并发症会严重危及生命，患者可能会出现低血压、休克，重症会引起猝死。

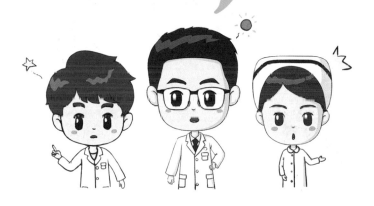

三、手术相关并发症

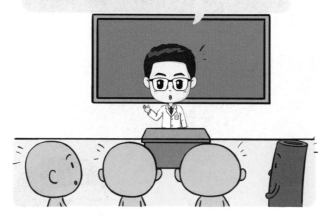

主动脉腔内修复术中及术后有可能出现内漏、血管损伤、夹层破裂、脑卒中及支架误入假腔，以及肾损伤、脊髓缺血等并发症。

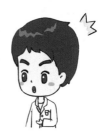

术中并发症发生与术者操作息息相关，真假腔不明确会导致支架误入假腔、夹层破裂甚至死亡。

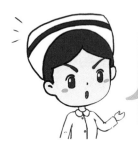

支架选择及定位不精确可能会导致出现内漏或封堵效果不佳，操作鲁莽则可能会导致损伤血管、夹层破裂、血栓脱落致脑梗死等。

如何预防和处理并发症呢？

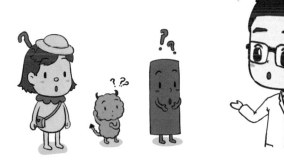

对于术前患者，并发症**重在预防**，积极予药物治疗，制动降压、控心率、镇痛、镇静，避免引起疼痛—血压升高—撕裂—疼痛加剧的恶性循环。

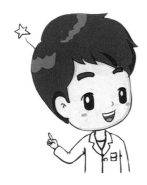

要预防感冒，避免剧烈咳嗽、打喷嚏。若血压先升后降，脉搏加快，提示破裂可能。

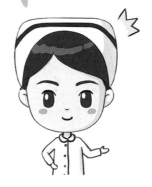

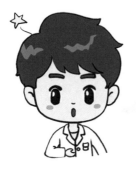

一旦患者出现下肢动脉血栓栓塞、内脏动脉受累或夹层破裂等并发症，则需立即手术治疗。

术前持续监测生命体征，判断有无组织灌注不良，完善术前准备能有效减少夹层破裂及进展带来的并发症，还能提高手术成功率及术后治疗效果。

认真制订手术方案、术前积极准备、做好支架选择、术中规范操作、术后严密随访等可减少手术相关并发症的发生。

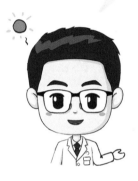

一旦发生手术相关并发症，临床医生按照预案进行处理。

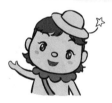

对于截瘫这一类的严重并发症，可采取如下措施。

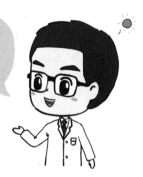

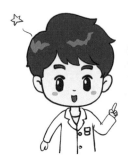

（1）尽早行脑脊液穿刺置管引流，降低椎管内压力，改善脊髓血供。

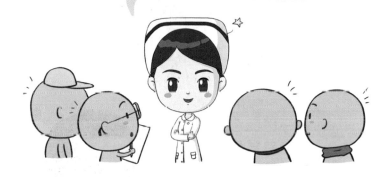

（2）维持良好的组织灌注压，适当运用强心、升压药，维持血压在稍高的水平，改善组织灌注。

（3）可予低分子肝素抗凝，以延缓假腔内的血栓形成。

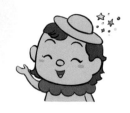

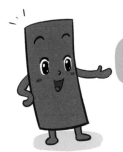

（4）甘露醇适量的脱水，降低椎管内压力。

（5）适当应用激素抗炎，缓解脊髓因缺血缺氧、全身炎症反应而导致的灌注不良。

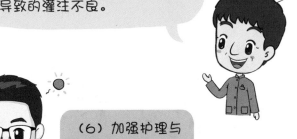

（6）加强护理与康复治疗。

鼓励患者床上运动，最大程度地发挥自理能力。

做好排便锻炼、呼吸道管理、饮食管理、皮肤护理，心理护理等。

可在康复治疗师的指导下进行系统的康复训练。

同时，也可配合针灸等中医治疗。

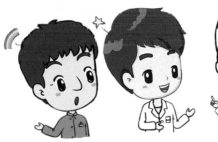
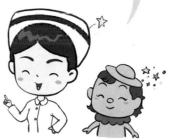

主动脉夹层疾病本身十分凶险，一旦出现并发症，处理起来可能会更加棘手。

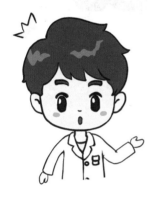

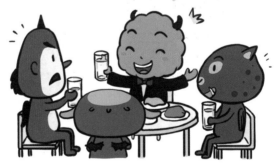

兄弟们，来，干了这杯酒。咱们好好合伙干事业！

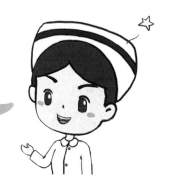

近年来，对主动脉夹层的认识逐渐提升，手术治疗的技术也越来越成熟，但医生和患者仍需重视围手术期的相关并发症。

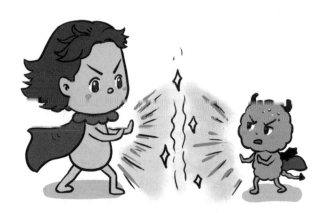

临床医生加强对并发症发生
机制的深入研究，特别是对
术中和术后相关并发症预防
及处理的研究。

最大限度减少并发症发生，降低术后病死率，
改善长期疗效，进一步提高主动脉夹层的整体
治疗效果。

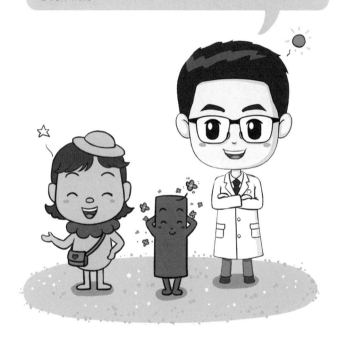

第七章
要命的夹层，究竟
该怎么防

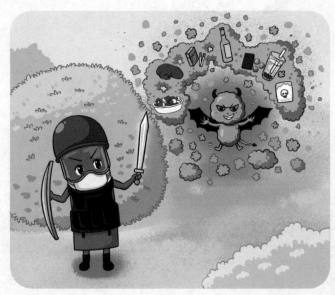

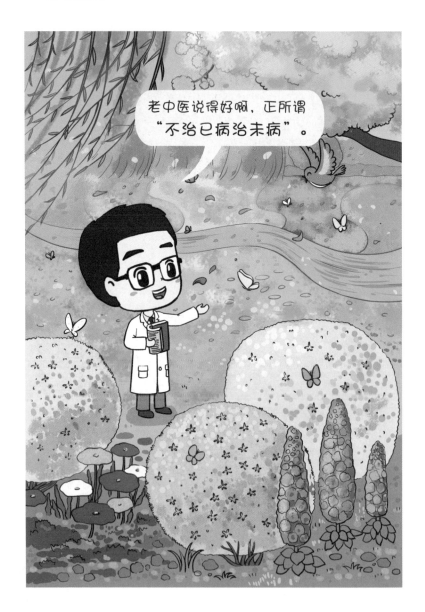

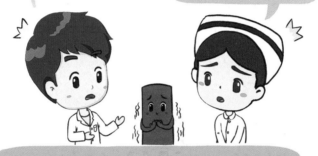

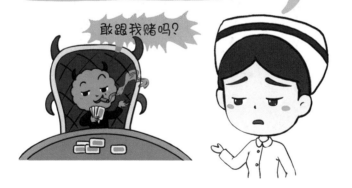

181

呐，前面聊了那么多，可能你也不记得多少了，但是这一章，请你务必把它当成是期末考试的重点！理解背诵，加深印象！

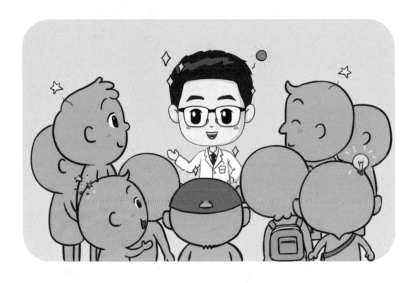

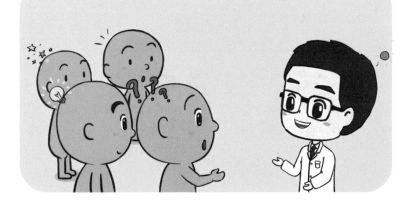

小学班主任就常常教育我们："出了问题，要多在自己身上找原因嘛！"

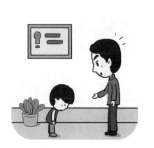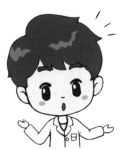

虽然这句话在一些场合不是那么正确，但是，在大多数情况下，疾病不会无缘无故地找上门，它往往会存在一些诱发的因素。

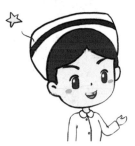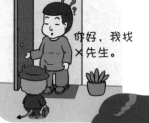

你好，我找×先生。

所以，明确自己是否具有主动脉夹层发病的高危因素，或许才是更好地预防的第一步！

王大爷今年已67岁，自打从国企退休后，于谦老师的三大爱好他占了俩，闲来无事还真的烟不离手，酒不离口。

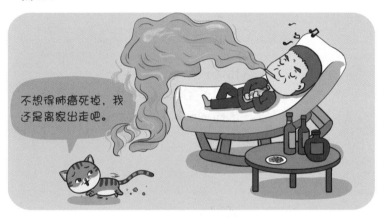

对于王大爷来说，如果有什么问题是一杯酒解决不了的，那八成是还没喝到位，还有两成是烟的牌子不对味儿。

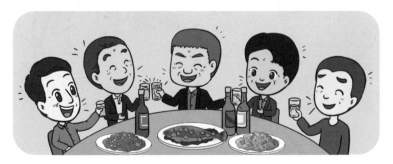

185

就在这每天的高强度应酬下，王大爷的体检报告那是惨不忍睹啊。

高血压、高血脂、脂肪肝，这都是最基础的，全身动脉多发的粥样硬化，左侧的颈动脉甚至因为粥样斑块有一个40%的狭窄。

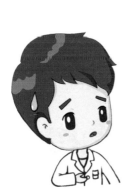
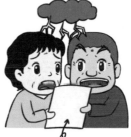
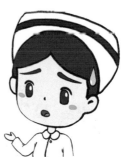

体检报告

然而，一向"乐观开朗"的王大爷则继续发扬着
"革命乐观主义"精神，"轻伤不下火线"，秉
持着"大病当小病，小病不算病"的宗旨，继续
着自己的"革命事业"。

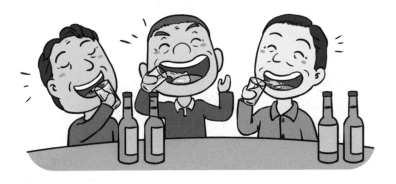

王大爷平时吃降压药也是
想起来才吃一片。

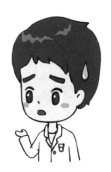

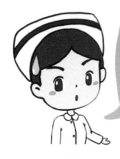

据不愿透露姓名的王大爷的老伴透露，王大爷的血压一直是他们家的一大未解之谜，他只有在偶尔感到不舒服的时候，才会想到去量个血压看看。

就这样，放纵了几十年的王大爷，终于因为突发的胸痛，被送到了医院，诊断为胸主动脉夹层。

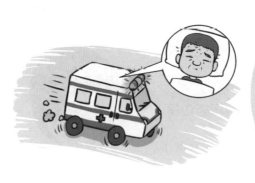

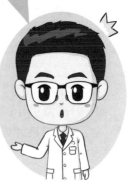

好在夹层进展的不快，在接受了介入治疗后，王大爷术后恢复得还算平稳。

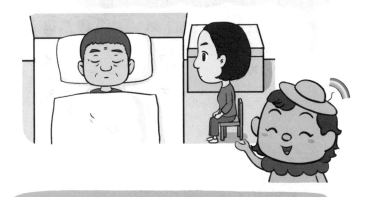

见识了王大爷的"事迹"之后，我们不妨思考一下，像王大爷这样的人，算是主动脉夹层的高危患者吗？嗯根据我多年的行医经验……

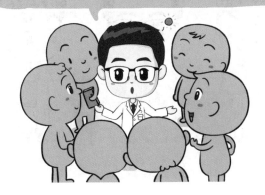

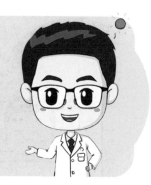

算了也不用我说，是个人都知道肯定是了。其实我们更需要思考的，是王大爷究竟占了哪些夹层的**高危因素**，而我们又该怎样**预防**呢？

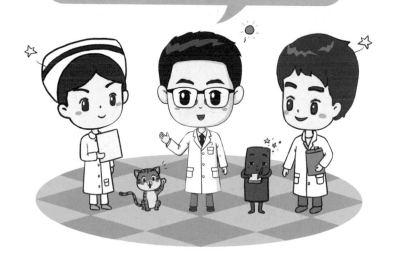

下面，我们就来分析分析，作为一位主动脉夹层患者，王大爷究竟有哪些特征。

中老年男性的痛

首先，王大爷是一位67岁的老年男性。

有人要说了，疾病跟**性别**怎么还有关系了？你这是性别歧视！

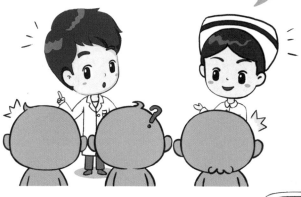

可现实就是这么残酷，根据流行病学统计，主动脉夹层的发病男女比达到了2~5:1。

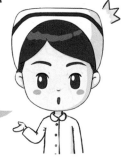

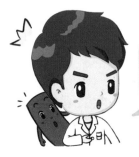

换句话说，10个主动脉夹层的患者里面，至少有七八个都是纯爷们儿。

在疾病这一块，还真就搞性别歧视。

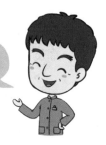

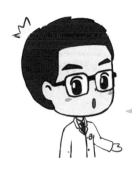

而主动脉夹层的发病年龄高峰，往往在50～70岁。你看，它不光搞性别歧视，它还搞年龄歧视呢！

那广大中老年男同胞就要说了，自己辛辛苦苦工作了大半辈子，好不容易退休了想享享清福，还要每天活得担惊受怕的？

只能说很遗憾，这一块光靠喊喊口号搞平权运动可能并不会有什么用，早点认清这个现实比什么都重要。

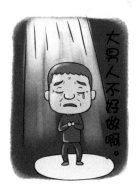
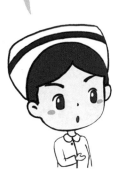
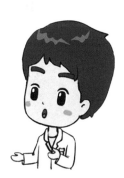

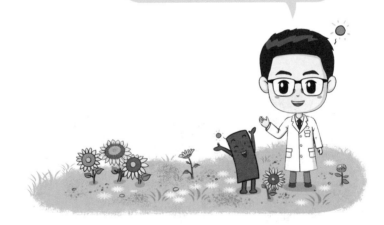

但同时，各位男同胞也不用太过担心，毕竟夹层的发病率本身并不高，做好高危因素的管控，同时定期检查就够了。

戒不了的某某某

我们都知道王大爷的两大爱好——抽烟、喝酒。

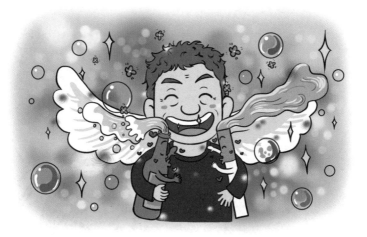

这两点真的不用我多说了，不论你得的是什么病，不论你是男是女是老是少，只要你踏进医院，医生绝对会跟你说那老生常谈的两句话："烟赶紧戒咯！还有酒也别喝了！医生说了那么多，就肯定有一定的道理。"

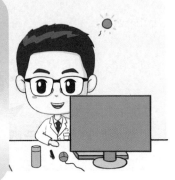

烟草中的有害物质诸如尼古丁、一氧化碳和一些氧化物等，在吸入后把肺糟蹋一遍还不够，接着进入血液循环，对心血管重拳出击。

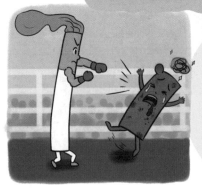

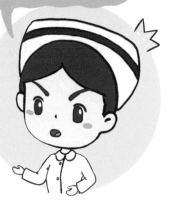

有研究显示，即使只是少量吸烟，连续10年后也会出现明显的动脉硬化，斑块形成。

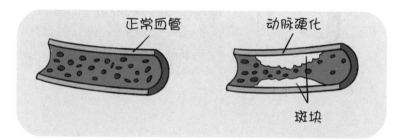

正常血管　　动脉硬化

斑块

同时，吸烟还会刺激不稳定的斑块导致其破裂、脱落。而动脉硬化和斑块与主动脉夹层的关系，后面也会提到。

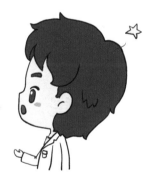

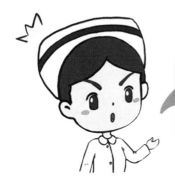

所以啊，"吸烟有害健康"不仅仅是印在烟盒上可有可无的一句话，吸烟真的有害血管的健康！

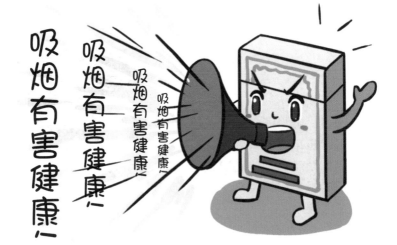

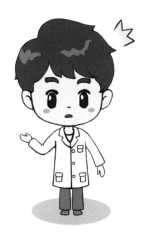

一方面，喝酒相比吸烟，对心血管的影响或许没那么大，但是长期过量饮酒甚至酗酒的伤害，依旧不可小觑！

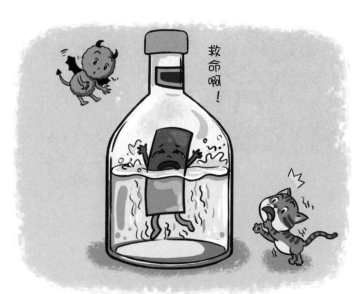

所以，如果在街上遇到有人问你要一支兰州，请告诉他吸烟有害健康！如果有人企图用一瓶二锅头换你的故事，请告诉他酒精只能换来高血压和动脉硬化！

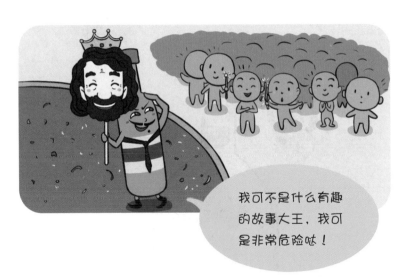

我可不是什么有趣的故事大王，我可是非常危险哒！

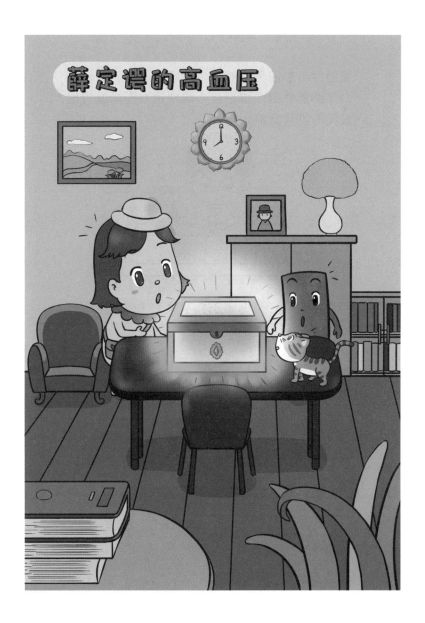

前面讲的都是王大爷的个人问题，下面就让我们来翻翻他的体检记录！寻找诱发主动脉夹层发病的蛛丝马迹。

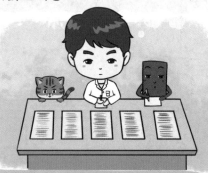

首先，让我们来揭秘王大爷家的未解之谜——王大爷的高血压。

为此我们又找到了不愿透露姓名的王大爷的老伴，我们来听听阿姨的介绍吧。

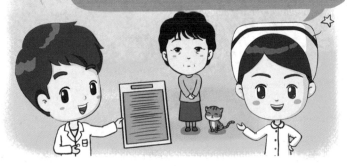

我家老王的高血压最早可以追溯到他升副科长那年，距今至少也有20多年了，还记得当时老王体检的血压也就150/85左右，血压还是在可控范围内的。

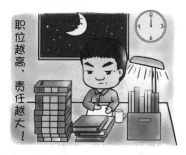

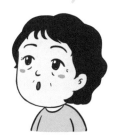

但奈何王大爷就没那么好控制了。据说当时的王科长整天忙于应酬，连吃饭都不规律，更别提吃药了。

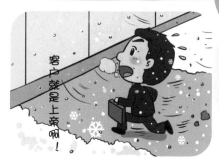

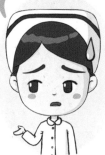

依稀记得有一次他自己觉得头晕，受不了了才去医院做了检查，不看不知道，一看吓一跳，血压直接飙到了180。经过这么一次后，老王总算是乖乖地吃了一段时间药。

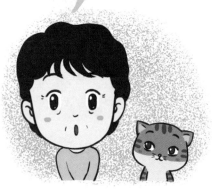

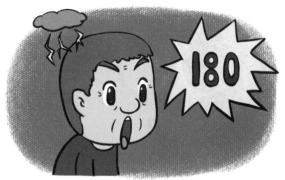

但好景不长，王大爷又开始发扬他"艰苦朴素"的革命精神，一盒高血压药整整吃了半年才吃完。

再加上王大爷平时除了单位安排的体检之外从不量血压，所以在后来的大部分时间里，王大爷的血压一直处于未知的状态，直到这次犯病，才又把血压的控制提上了日程。

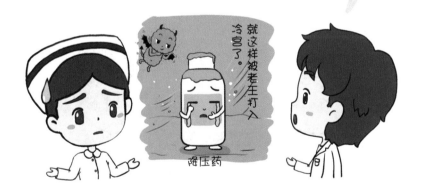

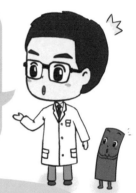

那么，高血压和主动脉夹层又有着怎样千丝万缕的关系呢？首先，在主动脉夹层的患者当中，有将近八成同时患有高血压，可以说高血压是公认的主动脉夹层最重要的易感因素。

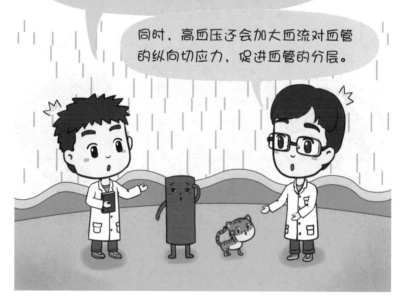

有学者从血流动力学的角度分析，认为在长期高压血流的刺激下，会导致血管硬化，从而使血管内膜更易破裂。

同时，高血压还会加大血流对血管的纵向切应力，促进血管的分层。

你可以这样认为，正常的血管就好比一条崭新的水泥路，正常车辆通行是没什么问题的，但是要是有一天突然频繁的有渣土车、泥罐车什么的来回走，想必用不了多久，这条路面就会被压坏吧。

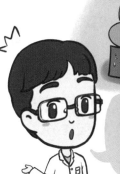
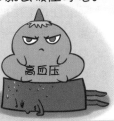

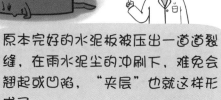

原本完好的水泥板被压出一道道裂缝，在雨水泥尘的冲刷下，难免会翘起或凹陷，"夹层"也就这样形成了。

看到了没，这就是"压力"和"时间"的力量。更何况，这只是高血压危害当中的一个方面，你还有什么理由对自己的一路狂飙的血压熟视无睹呢？毕竟，水泥路坏了可以再修，你的血管可就……

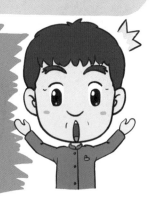

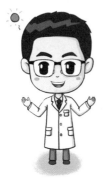

所以，一定要养成定期测血压的习惯！适当的药物是必要的，让血压处在可防可控的状态。道路千万条，安全第一条，给自己的血管大道设定好限高限重，才能让生命的道路更加平坦开阔！

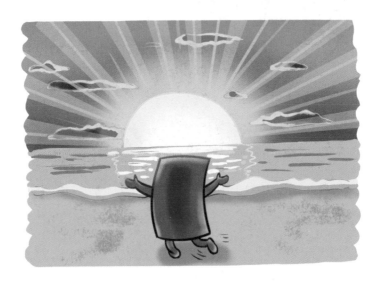

突如其来的油腻

让我们继续翻看王大爷的体检报告，映入眼帘的又是一项扎眼的数据：甘油三酯高、胆固醇高、低密度脂蛋白高，再看一眼超声报告：脂肪肝，这油腻真是来的猝不及防。不出所料，这个高血脂又是一个主动脉夹层的高危因素。

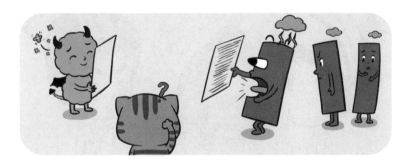

我们经常打比方，平时饮食不注意，重油重盐，就好比是往自己的血管里倒垃圾，把好好的血液吃成了流沙河，流过的地方总有垃圾沉积到血管上。

这些垃圾不光会堵住血管，也会让血管变得更为脆弱，增加夹层形成的概率。

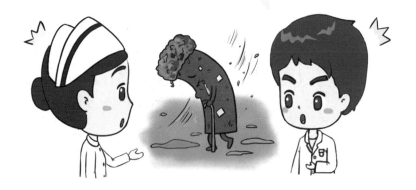

那么血脂要怎么控制呢？对于普通人来说，只要注意平时清淡饮食，适当锻炼就足够了。

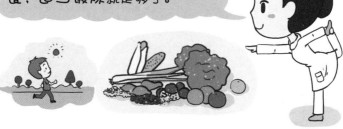

但是有的患者的高血脂不是那么简单的，涉及一些基础疾病导致的高血脂，甚至有种遗传病叫家族遗传性高胆固醇血症，相对来说，这类高血脂更加顽固，不是靠改善生活方式就能控制的。

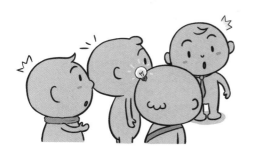

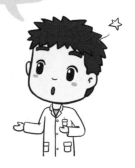

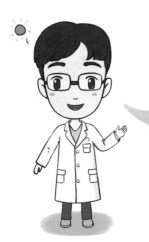

对于这类患者，首先需要控制好原发病，配合一定的药物控制血脂，当然饮食和锻炼同样重要。

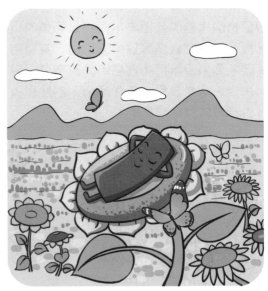

失去弹性的动脉

要说王大爷体检报告上另一个值得注意的地方，就是全身多发动脉硬化和颈动脉狭窄了。大家都很清楚冠心病是冠状动脉粥样硬化导致的，但其实，全身的动脉都会发生粥样硬化。

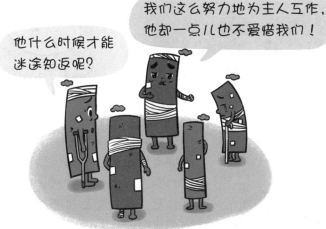

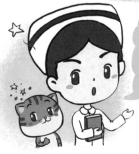

要知道，健康的主动脉具有良好
的弹性，当心脏像一台不知疲倦
的抽水机一样给全身泵送高压的
血流时，全靠我们的主动脉起到
缓冲作用。

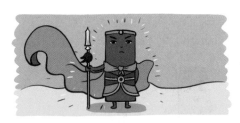

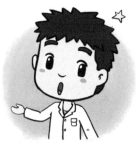

当主动脉发生硬化后，这个缓冲作
用被大大削弱，就好比原来靠借力
打力的太极大师，突然让他练起了
金钟罩，跟对面硬碰硬，这哪吃得
消啊。

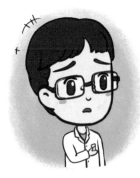

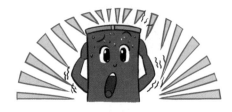

从心脏射出的血流就像一波又一波海浪一样猛烈地拍在我们的血管壁上。再加上硬化的动脉比原来更为脆弱，后果可想而知。

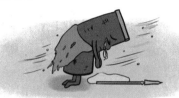

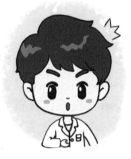

可见，动脉硬化是主动脉夹层的重要危险因素，且与其他高危因素有着千丝万缕的关系。

如果发现了动脉硬化，就已经要给自己敲响警钟了。

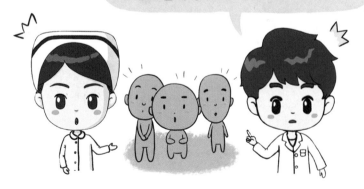

还是前面讲的那套，戒烟、戒酒、控制血压、清淡饮食，该控糖的控糖，该吃药就得吃药。只有把疾病的根源把控住，才有延缓其进展甚至达到逆转的可能。

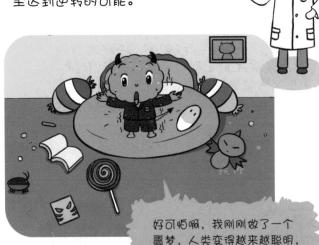

好可怕啊，我刚刚做了一个噩梦，人类变得越来越聪明，越来越自律，我失业破产了。

不漏掉一个坏蛋

王大爷作为一个典型案例，给我们生动形象地介绍了如何成为一位主动脉夹层患者。但你以为就这么简单？主动脉夹层的发病极其复杂，上面只是介绍了它最常见的一些诱发因素。

那么还有哪些人群同样需要敲响警钟呢？

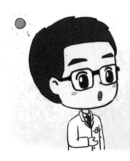
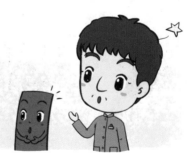

比如梅毒患者，当梅毒进展到三期的时候，会直接侵犯主动脉形成梅毒主动脉炎，炎症破坏血管平滑肌从而诱发夹层。

还有长期吸食诸如可卡因一类的毒品也会诱发夹层的发生。

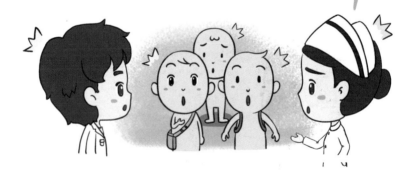

这说明什么？这说明一定要拒绝黄赌毒啊！

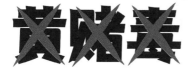

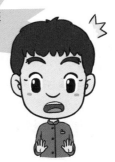

除此之外，也有一些先天性遗传病没得选，比如马方综合征、白塞病、系统性红斑狼疮（SLE）等结缔组织病，还有一些先天性心血管畸形等。

这类患者都有个特点，就是相对年轻。所以，并不是只有老大爷才会得主动脉夹层哦。

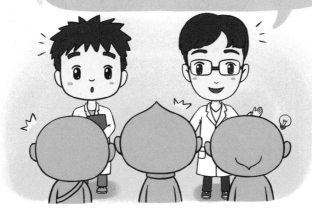

而对于这类患者，积极治疗原发病并且定期复查主动脉CTA或许能够有效地排查出夹层。

尽量做到在夹层进展到难以挽回的地步前就及时干预。当然，前面说到的措施同样适用于这类患者。

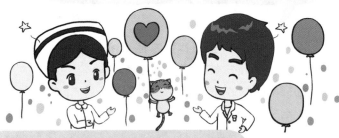

总而言之，主动脉夹层是一类极为凶险的心血管急症，它的发病与其他心血管疾病，诸如高血压和动脉粥样硬化等，都有着密切的联系。尽早对号入座，明确自己是否存在相关的高危因素并及时予以干预，能够尽可能避免夹层的发生。

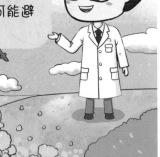

当然，如果对照之后发现自己并不是高危患者，也不要放松警惕，良好的生活方式适用于所有重视自己健康的人。

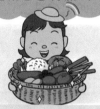
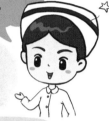

同时，还有一种学说认为，A型性格的人（脾气火爆、遇事急躁、喜欢竞争、好斗）更容易得心血管疾病。

而结合我们在临床上的工作经验，的确有一部分主动脉夹层的患者脾气相当火爆。或许，良好的心态对于预防夹层的发病也是极为重要的。

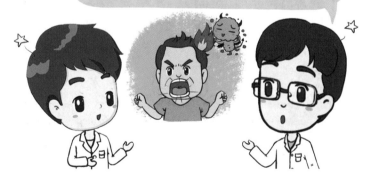

好了，说了这么多，不知道无忌你还记得多少？哈哈没关系，现在就赐你夹层预防的心法口诀，不要再说记不得了！

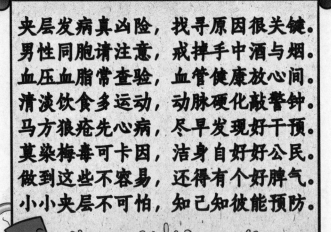

夹层发病真凶险，找寻原因很关键。
男性同胞请注意，戒掉手中酒与烟。
血压血脂常查验，血管健康放心间。
清淡饮食多运动，动脉硬化敲警钟。
马方狼疮先心病，尽早发现好干预。
莫染梅毒可卡因，洁身自好好公民。
做到这些不容易，还得有个好脾气。
小小夹层不可怕，知己知彼能预防。

第八章 与康康对话

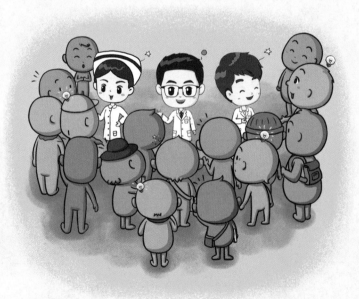

1. 如果家人突发胸痛，除了打 120，我还能做什么？

导致胸痛的原因有很多，如果是由主动脉夹层引起的胸痛，往往意味着内膜正遭受着高压的血流冲击而发生撕裂，这是相当危险的时刻。作为患者的家属，在拨打完120之后，首先要做的是让患者深呼吸，尽量保持情绪稳定，因为不稳定的情绪会导致血压升高，往往会加速夹层的进展。除此之外，在急救人员到达之前，不要贸然采取自发的治疗措施！

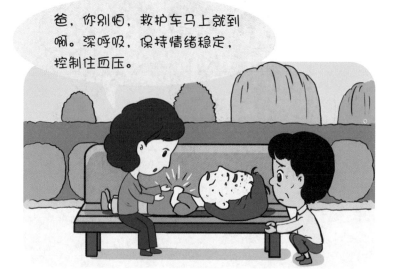

2. 身体哪些特征意味着我可能会得主动脉夹层？

主动脉夹层发病时的主要表现就是"要命的胸痛"，很多时候当我们意识到时，情况已经十万火急了。但我们还是可以从一些"小细节"判断自己是不是时刻背着这枚"炸弹"。比如，中老年男性，长期吸烟者，平时有高血压，控制得又不好，脾气火暴喜欢吵架，就这样，一位主动脉夹层高危患者的形象就映入眼帘了！除此之外，马方综合征患者——高度近视、高高瘦瘦、四肢修长，也要当心！所以还希望大家能"对号入座"，好好判断，定期检查。

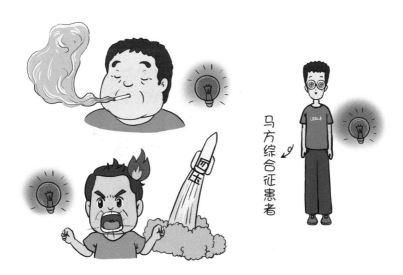

马方综合征患者

3. 我觉得胸部皮肤刺痛，会是主动脉夹层吗？

主动脉夹层的胸痛，是那种由内而外的，感觉体内有东西被撕开的感觉，有部分不典型的患者也会表现为针刺感。而且疼痛往往持续而难以忍受，服用一般的止痛药效果不佳。如果疼痛剧烈且持续，一定要加以重视。

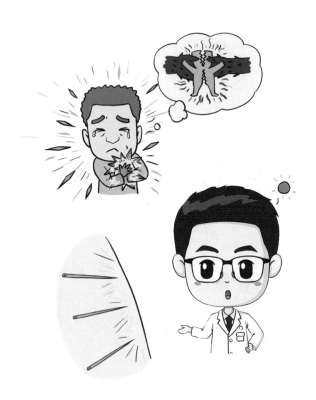

4．主动脉夹层有可能自己恢复吗？

　　已经撕裂的主动脉夹层，尤其是靠近心脏的胸主动脉夹层，因为时刻遭受血流的冲击，只会越撕越大，基本不可能自己恢复。保守治疗可以在一定程度上延缓疾病的进展，但治疗效果往往不佳，最后还得交给外科医生。

得了主动脉夹层这种病，如果夹层已经撕裂，交给外科医生治疗是最明智的。

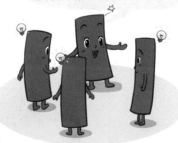

手术顺利完成了。

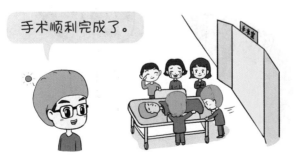

5. 主动脉夹层手术大概是什么样的过程？

主动脉夹层手术分为开放手术和介入手术。开放手术需要用到体外循环，即暂时把心脏停下来，用机器来代替它的功能，再通过外科手术的方式，将损伤的动脉切除，把人工血管换上去；介入手术则只需要局麻，在导管室的显影机器的引导下，将支架放入血管中。

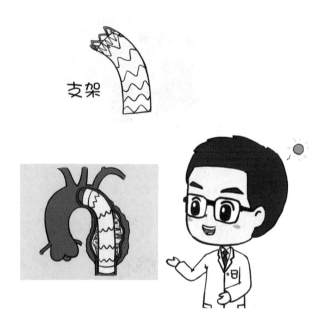

支架

6. 主动脉夹层开大刀和微创手术区别在哪？

如果把主动脉比作一条被砸了一个大坑的路，开放手术就可以理解为把这段道路彻底翻新，而微创介入手术就可以理解为在这个坑的上面盖一块板子。开放手术看似彻底，但工程量大，损伤也大，患者的术后并发症也更多；而介入手术放的这一块"板子"，看似普通，却能够很快解决问题。

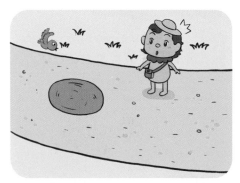

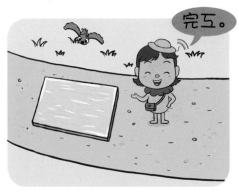

7. 放完了主动脉支架之后就永远解除风险了吗？

那肯定不是的，任何手术都不是一劳永逸的。内漏是主动脉腔内治疗的主要术后并发症之一，即血流漏进支架的外部，这种情况会导致夹层的进一步进展。所以，术后的定期复查是很重要的！

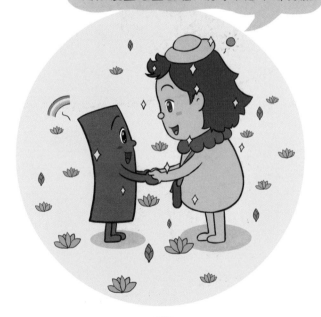

8．主动脉支架可以用多久？

主动脉支架原则上是可以终身使用的，但仍有小部分患者在后期会出现支架内瘘、支架内狭窄甚至支架断裂的情况，这时就需要相应的外科干预。通常能够介入处理的就采用介入的方法，如果无法介入治疗，就需要开大刀了。

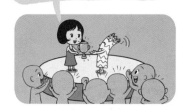

您为您的主人工作一生，一直保护着主人，陪伴主人走到生命尽头。恭喜您获得终生成就奖。

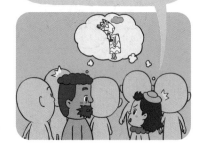

大哥，刚刚接到任务信息，有一个人工血管中途断裂不能正常工作了，我们抓紧一起过去看看。

9. 主动脉夹层可以预防吗？

那是肯定的！主动脉夹层不仅可以预防，甚至可以说预防才是治疗主动脉夹层的关键，也是这本科普书的目的所在。严格控制高危因素，包括戒烟、控制血压等属于一级预防，即病因预防；同时，了解自己是否是高危人群，并定期检查，监测自己动脉的状态，这属于二级预防，即早发现，早治疗。

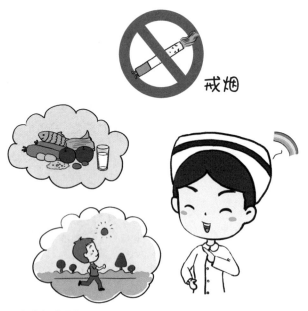

戒烟

控制血压：
低盐饮食、适度运动

10．可以只通过药物治疗主动脉夹层吗？

对于一些比较稳定的、非复杂的 B 型夹层，可以考虑药物治疗，以控制血压、降低心率为主。但还需要时刻观察治疗效果，如果夹层有进展的情况，手术治疗仍是第一选择。

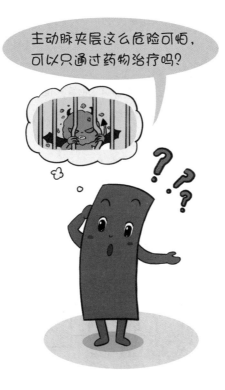

11．为什么没觉得胸痛，检查时也可能发现主动脉夹层？

在一些情况下，主动脉夹层不是一下子撕裂的，而是在众多危险因素的累积作用下，主动脉中膜逐渐被破坏而变得薄弱，这时胸痛的症状就不会很明显；而一些高龄的患者，症状也不会很典型。这类患者往往是在常规体检或因为其他疾病住院检查时偶然发现的主动脉夹层。

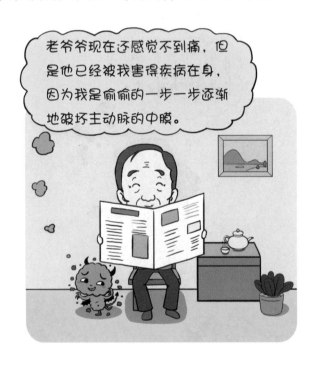

12．夹层的意思是不是主动脉破了？

夹层可以理解为主动脉破了，但没完全破。由于动脉的外膜还在，此时的主动脉还能勉强兜住血液。但是随着疾病的进展，会导致动脉壁扩张而形成主动脉夹层动脉瘤，而当这层外膜也无法抵挡住动脉血流的冲击时，主动脉就会完全破裂，这种情况几乎是必死无疑的。

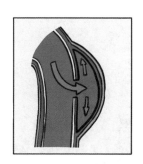

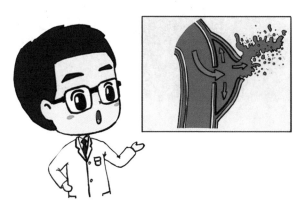

13．一定要手术吗？

主动脉夹层通常都需要手术治疗，被撕裂的内膜很难自行修复，仅有少部分较为稳定的 Stanford B 型夹层可以暂时采取保守治疗的手段，而一旦夹层进展，手术在所难免。

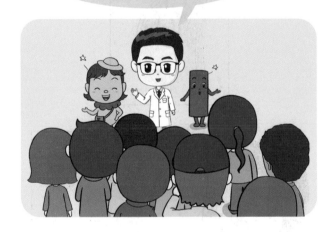

14．不手术会有什么风险?

主动脉夹层急性发作，最坏的结果就是失去生命。而如果能够侥幸挺过来，一系列并发症也会严重影响生活质量，比如，Stanford A型夹层容易累及心脏导致左心衰竭；累及冠状动脉导致心肌梗死；累及颈动脉导致脑梗死；累及腹部的其他动脉如肠系膜上动脉导致肠坏死；累及肾动脉导致急性肾衰竭；如果一路撕到下肢动脉，还会引起下肢的急性缺血坏死。可以说是所到之处，血供不存，"遍体鳞伤"。而早期的手术干预，往往能在这些情况发生之前尽早杜绝风险，极大地改善患者的生活质量。

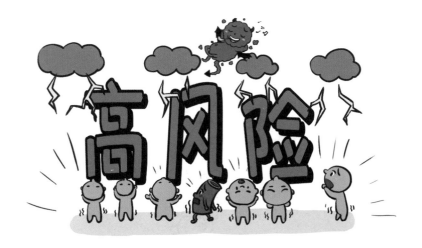

15．现在都更倾向于放支架吗？

　　治疗方式取决于患者的病情、年龄、身体情况、经济情况等，需要考虑一系列因素。在国内外的众多指南中，腔内治疗一直是治疗一般 B 型主动脉夹层的最佳治疗方式，所以对于这类患者，我们通常会采取放支架的办法。但如果是 Stanford A 型夹层，支架治疗是不合适的，我们在迫不得已的情况下也需要冒险"开大刀"。

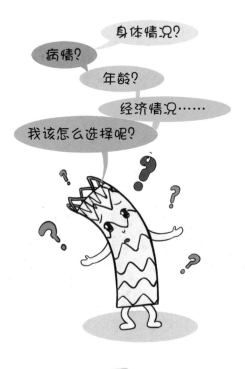

16. 花费大概多少？

治疗费用主要来自腔内修复的支架，以及开放手术中用到的人工血管。无论是选用进口支架还是国产支架，价格都是相当昂贵的，但好在目前医保能够覆盖大部分的血管外科耗材，这对于患者来说是一个福音。

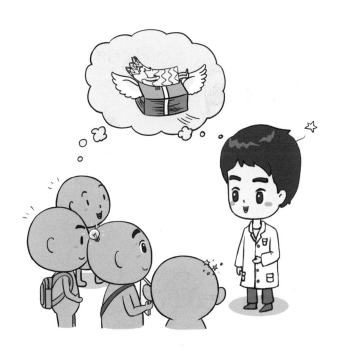

17．复发率高不高？

　　主动脉夹层经过治疗后，通常不会复发。但会存在发生内漏的情况，在临床上取决于手术的方式，一般发生率在 5% 以下。术后定期复查主动脉 CTA 能够早期发现内漏，也能够尽早地处理。

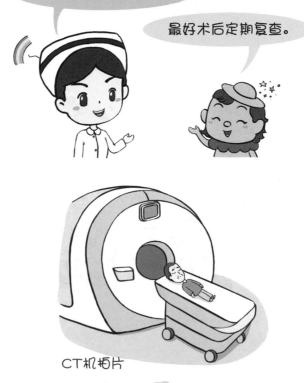

CT机拍片

18. 我不想死，我也没什么钱，我要怎么办？

　　首先，要积极地和医生沟通，告知自己的困难，作为医生，肯定能够尽最大的可能避免一部分非必要的费用。另外，咨询当地的医保部门，了解医保报销的政策，诸如申请大病医保等办法也能降低不少费用。一定要争取住院治疗，即使简单的保守治疗，也能避免最严重的后果发生。

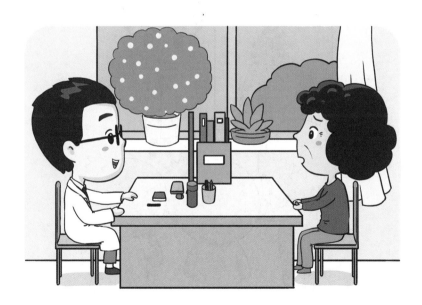

19．主动脉夹层是什么病？

主动脉夹层是一类以主动脉内膜撕裂为特点的极其凶险的心血管急症，发病率虽然不高，但一旦急性发病，后果不堪设想！

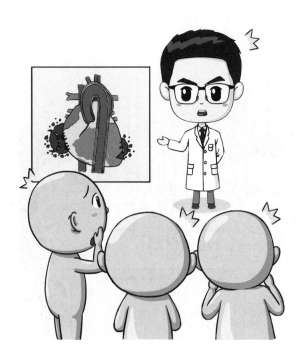

20. 主动脉夹层有哪些类型？

按照部位来分，主动脉夹层分为胸主动脉夹层、腹主动脉夹层及胸腹联合主动脉夹层。按照发病缓急来分，又可以分为急性主动脉夹层、亚急性主动脉夹层及慢性主动脉夹层。在临床上，还可以以累及部位和治疗方式的不同，分为 Stanford A 型夹层和 Stanford B 型夹层。

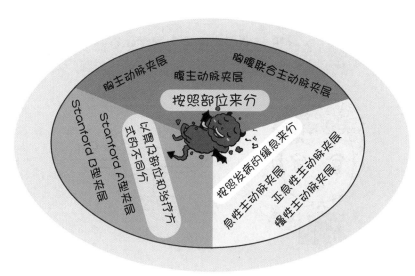

21. 主动脉夹层在人群中的发病情况是怎样的？

主动脉夹层在人群中的发病率为每年 0.5 ～ 2.95 / 10 万人。其中，中年男性是主动脉夹层的高危人群。男女比例为 3 ～ 4 : 1；40 ～ 50 岁是主动脉夹层发病率最高的年龄段。因此，各位人到中年的男士，请格外注意您的主动脉状况。

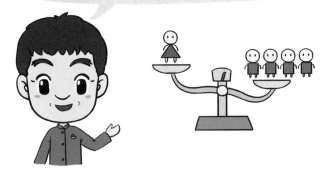

22. 主动脉夹层怎么预防？

控制好了主动脉夹层的高危因素，就能够在很大程度上预防其发生。剩下的，就是定期检查，尽早发现。前面的口诀记得背，要点都在里面！

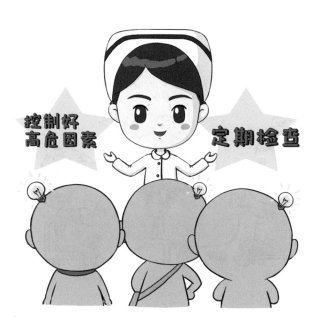

23．主动脉夹层有哪些诱发因素？

两高——高龄和高血压；两病——遗传性血管病和主动脉炎性疾病；两变化——动脉粥样硬化和主动脉中膜退行性变化。还有妊娠、感染、外伤等也会导致主动脉夹层的发生。

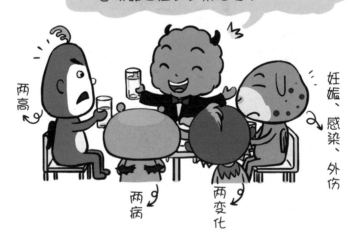

24．主动脉夹层有哪些典型症状？

急性发病期的剧烈胸痛是主动脉夹层的典型表现，通常持续且难以忍受。同时疼痛的部位也能够大致定位主动脉夹层发生的位置。比如 Stanford A 型夹层因为累及升主动脉，还会有颈部、下颌部位的疼痛；累及降主动脉、腹主动脉时，也会有背部、腹部的疼痛。如果疼痛的部位发生移动，那一定要小心了，说明主动脉夹层出现进展，很可能导致严重的并发症。

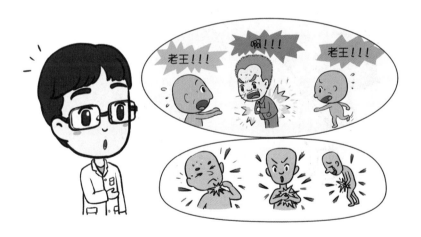

25．主动脉夹层可能有哪些伴随症状？

主动脉夹层的发生往往会影响远端的血流灌注。影响脑供血会导致晕厥或意识障碍；累及心脏时，还会出现低血压、面色苍白、皮肤湿冷之类的表现。

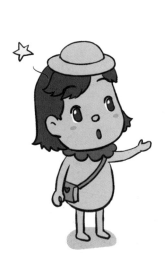

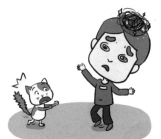

晕厥或意识障碍

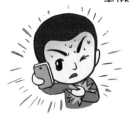

低血压、面色苍白、皮肤湿冷

26. 主动脉夹层去哪个科室就诊？

　　各大医院的相关科室开展的业务不尽相同。可以选择血管外科、心脏外科或是胸外科，还有一些医院有心脏大血管外科，或者是介入血管外科，也是可以的。

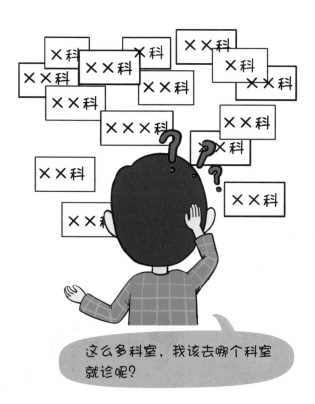

这么多科室，我该去哪个科室就诊呢？

27. 主动脉夹层有哪些相关检查?

对于接诊高度怀疑的主动脉夹层患者, 首先血、尿、粪常规、肝肾功能、血气、心肌酶等检查是必不可少的, 这些指标有助于评估患者的一般情况, 明确是否存在其他脏器并发症。同时, D-二聚体对主动脉夹层的诊断也至关重要。其他能够诊断主动脉夹层的检查还包括心电图、胸片、超声心动图、CT血管造影、动脉造影及MRI等。这些检查项目各有各的优势和侧重, 但CT血管造影仍然是目前临床上使用最多也是最方便的无创检查方式。

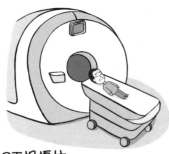

CT机拍片

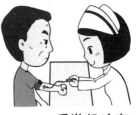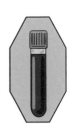

血常规检查

28．主动脉夹层需要和哪些疾病区别？

同样是胸痛，能够立马联想起来的除了主动脉夹层，还有急性心肌梗死，两者都会有诸如面色苍白、四肢湿冷等表现，需要完善检查来加以鉴别；还有部分主动脉夹层表现为腹痛、恶心、呕吐、便血等，在一开始可能容易和消化道疾病混淆；还有一部分主动脉夹层累及心脏、瓣膜，需要与原发的心脏病、瓣膜病等相鉴别。

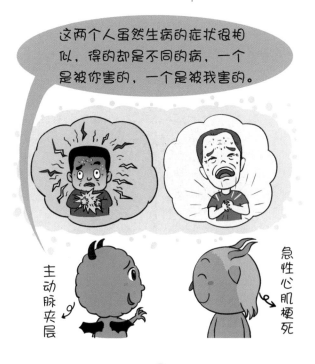

29. 主动脉夹层有哪些药物治疗？

主动脉夹层的药物治疗主要包括两方面：首先是镇痛，因为疼痛会引发不良情绪，可能会诱发更严重的心血管意外的发生，同时主动脉夹层的疼痛剧烈且持续，所以通常需要采取阿片类的强效止痛药，比如吗啡、哌替啶等。其次是控制血压和心率，减小血流对主动脉破口的进一步冲击，首选的是 β 受体阻滞剂，如美托洛尔、艾司洛尔等。如果单一降压药仍无法起到降压效果，可以联用其他降压药，或者静脉给药。

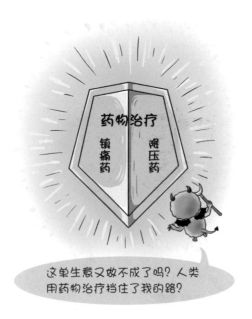

30．主动脉夹层患者日常生活要注意什么？

首先，要有一个平和的心境，切忌情绪波动。其次，改善不良的生活习惯，注意清淡饮食，多喝水，严格戒烟，适量饮酒；控制血压是重中之重，要养成定期测血压的习惯；听从医生的建议规律服药、定期复查。

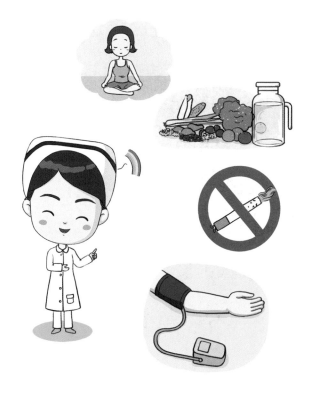

31. 治疗后多久能康复？

常规的介入手术，术后 24 小时，拆除穿刺点压迫后，没有明显的并发症，立马可以下地走动，术后复查 CT 血管造影支架没有问题，1 周左右就能恢复正常生活。但如果做的是开放手术，术后恢复期就相对比较长，需要在 ICU 监测一段时间后才能拔除气管插管和胸腔引流管，想要恢复日常生活就更久了，取决于术后的恢复情况。

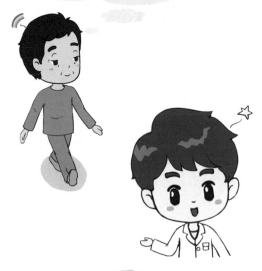

我的介入手术很成功啊，没有明显的并发症，手术后20多个小时就可以下地走路了。

32. 哪家医院做得最好?

主动脉疾病需要有较好的医院平台作为支撑,目前在上海,中山医院、长海医院、长征医院、第九人民医院等的血管外科中心都有着丰富的主动脉夹层治疗经验,都能够处理各类严重的主动脉疾病。

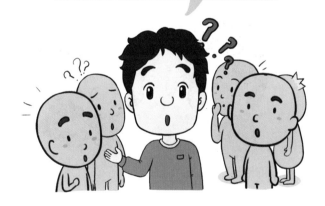

33. 治这个病医保报销吗？

目前，全国各地对主动脉夹层疾病的报销力度还是可以的，基本可以覆盖治疗期间使用的各类耗材，但具体的报销比例以各地医保政策为准，可以咨询当地医保部门。

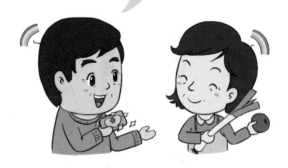

> 我做这个主动脉夹层的手术，医保报销可帮咱家省了不少的钱啊。

34．治疗后会影响运动能力吗？

治疗后是不会影响日常生活和正常的体育运动的，但是需要注意，尽量避免过于剧烈或是带有对抗的体育运动，可能会影响支架的正常使用，甚至导致支架断裂等严重后果。

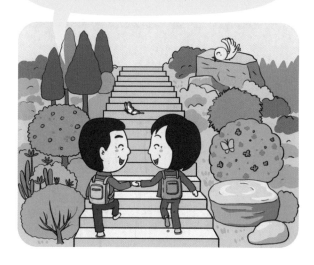

上一次主动脉夹层发作，我真是死里逃生啊。还好手术成功，我现在还能和以前一样陪着你一起旅游爬山。现在更是感觉到生命的珍贵和美好啊。

35. 看中医能治好吗？拜菩萨能拜好吗？会自己痊愈吗？

目前，中医治疗对于主动脉夹层的疗效暂时还没有循证医学上的支持，但部分治疗手段能够缓解症状，但还是建议前往正规医疗机构就诊。求神拜佛则是另一个方面了，要知道祈求保佑是内心的愿望，但接受正规的治疗是需要做出的实际行动，没有这个，康复将无从谈起。

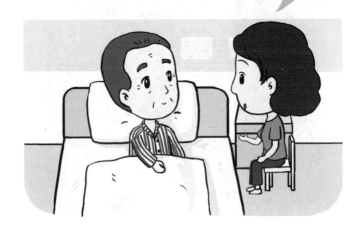

爸，妈妈为您拜佛祈愿了，但是天助自助者，当务之急是您得马上接受正规医院的专业治疗。

36．主动脉夹层是遗传病吗？我的家人是否需要进行筛查？

前面已经介绍过了，有部分主动脉夹层患者的病因来自一些遗传性血管病变等，这类患者通常会有相应的家族史，对高度怀疑的亲属需要进行筛查，并定期复查。其他情况的主动脉夹层不会遗传，请放心。

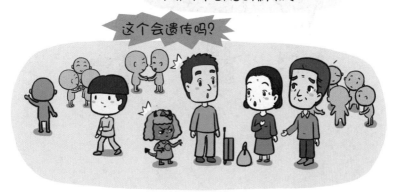

37．得了主动脉夹层，我的生命还会有多长时间？

主动脉夹层不是绝症，只要治疗合理，术后恢复良好，并且定期复查，可以和正常人一样生活。但如果存在其他术后并发症，可能会影响患者术后的生活质量和寿命。

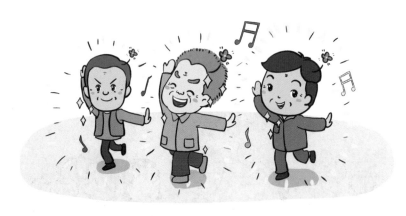

38．我是否会变残疾？还能否继续工作？

前提是手术顺利的话，不会导致残疾，能够正常生活，正常工作。但毕竟是涉及人体最重要的大血管的手术，有少部分患者术后会出现脊髓缺血导致截瘫，或是斑块脱落导致脑梗死等情况，这类患者通过后期康复可能进行正常活动，但今后的生活质量势必会受到影响。

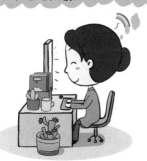

手术进行得很顺利，我现在可以正常工作，感恩医生，感恩家人，从今以后好好珍惜每一天，回报大家。

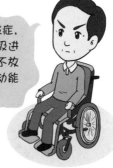

虽然出现了并发症，但我还是要积极进行康复治疗，不放弃恢复正常活动能力的机会。

261

39．我还能否抽烟、喝酒？

抽烟是绝对禁止的，烟草中的有害成分不仅会导致肺癌，其对于血管的损伤更甚，所以为了您的健康，请不要再抽烟了！与此相对应的，酒对于血管的损伤没有那么大，所以适度的饮酒是可以接受的，但过量饮酒可能增加心血管的负担，长期酗酒还会导致一堆毛病，同样是不推荐的！

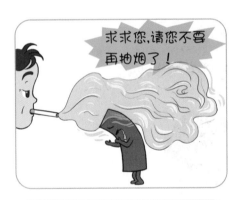

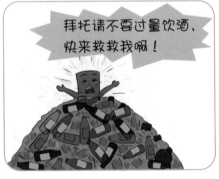

40．我是否有可能再次患主动脉夹层？

通常再次发生主动脉夹层的概率是比较低的，我也不相信有谁的运气会那么差，但如果你和我说这个人他手术做完就什么都不管了，又抽烟，又不吃药、不复查，那我觉得他发生什么都不令人意外。

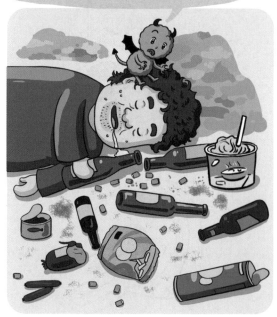

41. 主动脉夹层是怎么在临床上诊断的？

　　医生在临床上遇到疑似主动脉夹层的患者，首先要做的是询问病史，了解患者是否具有主动脉夹层的高危因素，然后询问发病时的表现，对于高度怀疑有主动脉夹层的患者，需要立即完善主动脉 CT 血管造影，同时完善其他相应的检验，尤其是 D- 二聚体，这是辅助诊断主动脉夹层的重要指标。只要等 CT 血管造影的结果出来了，就基本可以做出诊断了。

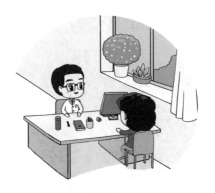

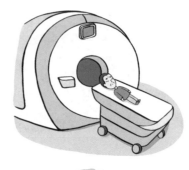

42. 主动脉夹层凶险程度（死亡率）怎么样？

主动脉夹层是血管外科最凶险的急症，起病急，进展快，死亡率很高。如果患者在急性发病时能够立即得到救治，生存率可以达到 75%，在这之后每延误 1 天，生存率都会下降 25% 左右。

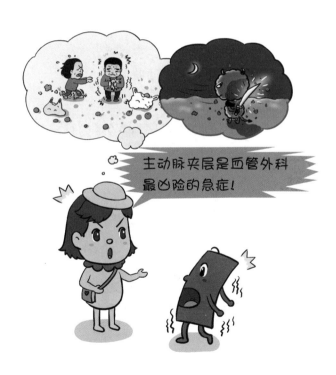

43．为什么有的主动脉夹层患者要做透析？

主动脉夹层本身是不需要透析的，但是主动脉夹层还会涉及一系列的并发症。比如，如果累及肾动脉，导致双侧肾脏供血不足，诱发肾衰竭，对于这类患者，透析治疗是必要的。

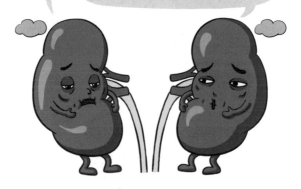

44．主动脉夹层术后肾功能受损能恢复吗？

主动脉夹层手术能够对肾脏血流进行重建，通常情况下后期肾功能大多能恢复。这主要取决于肾功能损害的原因、严重程度、持续时间、患者的年龄、既往是否合并肾脏疾病等因素。急性肾损伤大多在排除病因、积极对症治疗后能完全恢复。对于少数转为慢性肾功能不全的患者，如果出现肾萎缩、肾小球硬化，恢复的可能性就比较小了，治疗主要是保护残余肾功能，治疗并发症。

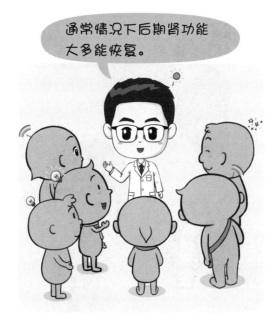

45．主动脉夹层假腔血栓化是什么意思？

主动脉夹层因为内膜撕裂，所以管腔被隔开形成了两个腔。一个腔是原来动脉的腔，通常血流仍然从其中流过，称为真腔；新形成的腔是一段盲腔，内部血流都由破口处流入，称为假腔。如果做腔内修复时，把破口封堵起来，就没有血流进入这样的假腔里面，里面血就会慢慢凝固产生血栓，称为假腔血栓化。假腔血栓化越好，动脉破裂的危险性就越小。术后复查的目的，就是要观察它的假腔血栓化程度，如果患者的假腔完全血栓化了，这病也完全好了。

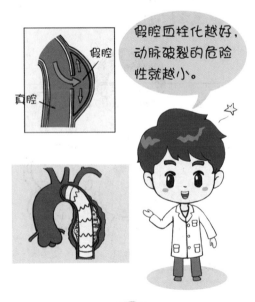

46．主动脉夹层和饮食有关系吗？

主动脉夹层和饮食并没有直接的关系。主动脉夹层的病因主要是和高血压、动脉粥样硬化、遗传性血管病变、主动脉炎性疾病等有关。但是如果长期不注意饮食，不忌油腻，会加速高血压和动脉粥样硬化的进展，这也会间接增加主动脉夹层的患病风险。

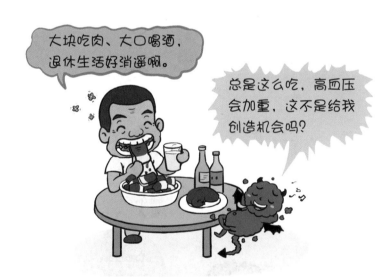

47．如果确诊主动脉夹层应该注意什么？

一旦发现有主动脉夹层，除了听从医生的治疗建议外，平时尽量保持卧床休息，严禁剧烈运动、吸烟、熬夜等，注意控制情绪、防治便秘和慢性咳嗽等，这些情况容易引起突然的胸腔、腹腔压力增高，导致病情加重。

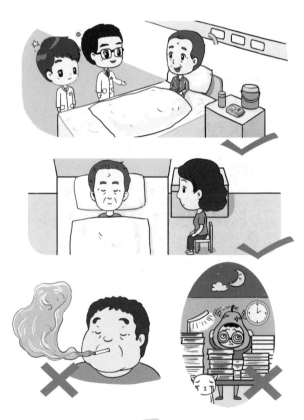

48. 主动脉夹层属于重大疾病吗？

　　主动脉夹层会使人体最大的血管管壁"薄如蝉翼"，仅仅只是平时的咳嗽、弯腰甚至情绪波动，都有可能导致主动脉破裂而致患者死亡。同时，在主动脉夹层形成后，还可能影响全身重要器官的供血，如心脏、大脑、内脏器官等，也是导致死亡的重要原因。所以毋庸置疑，主动脉夹层属于重大疾病。

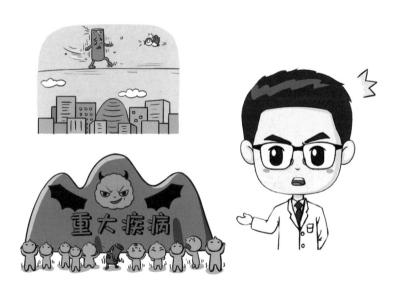

49. 主动脉夹层和主动脉瘤是一个病吗?

主动脉夹层和主动脉瘤不是一个病。虽然两者的致病原因十分相似,原因都是主动脉壁的薄弱所导致的动脉病变。但主动脉夹层相比主动脉瘤,发病更为凶险,死亡率更高。同时,主动脉夹层进展到后期,也会形成主动脉夹层动脉瘤,造成严重的后果。

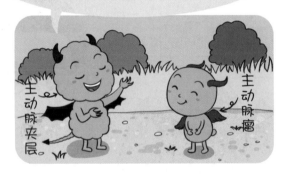

50．Stanford A 型主动脉夹层危险吗？

Stanford A 型主动脉夹层是非常危险的，死亡率非常高，主要是因为 Stanford A 型夹层累及升主动脉及主动脉瓣，极易出现心肌梗死、心包渗液等心脏相关的并发症，故病情危重，其患者宜急诊外科手术治疗。同时，因为只能采用开放手术的方式进行治疗，手术死亡率和术后的并发症发生率也是非常高的，因此患者得了 Stanford A 型主动脉夹层是非常危险的。

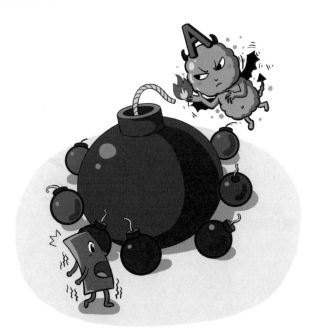

51. 高度怀疑主动脉夹层，但是造影剂过敏或者造影剂肾病怎么办？

主动脉夹层的诊断金标准是 CTA 或者血管造影检查，如果患者存在既往造影剂过敏或者造影剂相关肾损伤情况，不适合进行上述检查者，可以选择超声心动图或者磁共振成像等检查方式，明确诊断。

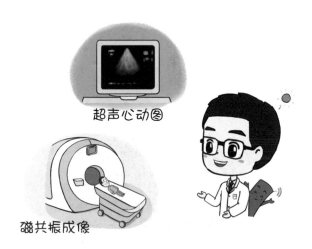

超声心动图

磁共振成像

52．主动脉夹层术后饮食需要注意什么？我还能吃肉吗？

主动脉夹层术后患者饮食以清淡为主，保持低盐、低脂、低糖饮食，当然，也要保持必要的营养，肉类、鱼、虾等高蛋白食物完全可以吃，但不宜暴饮暴食，也不要吃得太油腻。

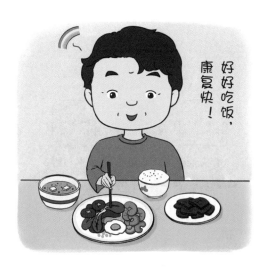

53. 主动脉夹层的手术方式有哪些选择？

主动脉夹层根据 Stanford 分型可分为 A 型和 B 型。

A 型主动脉夹层均应尽快手术治疗，防止发生主动脉夹层破裂和心脏压塞。常用的手术方式为主动脉弓置换术。

B 型主动脉夹层患者多数可采取单纯介入治疗，即胸主动脉腔内修复术，高危患者需手术与介入同时进行。如患者不适合介入，且年纪较轻，需做标准 B 型夹层外科手术，即全胸腹主动脉置换术。

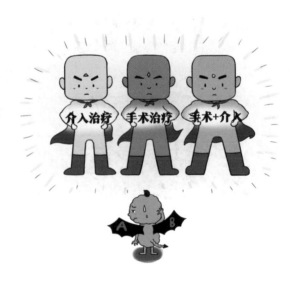

54．孕妇出现主动脉夹层应该怎么办？

妊娠期易患高血压，也是主动脉夹层的高危人群，孕期应格外留意血压变化。妊娠期发生主动脉夹层时，须联合多科室进行会诊，共同制定治疗方案，以挽救孕妇为主要原则。

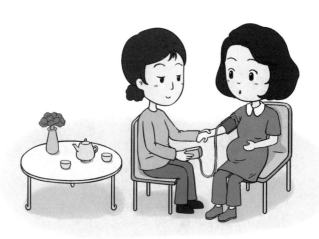

55．为什么会出现主动脉夹层年轻化现象？

曾经以高龄患者为主的主动脉夹层，近年来逐渐年轻化，不少患者三四十岁就突然发病。这个年龄段的人群，往往是家庭的顶梁柱，负担重、压力大、工作繁忙，对自己身体的保护意识不足，对高血压重视程度不高，且没有进行规范治疗。

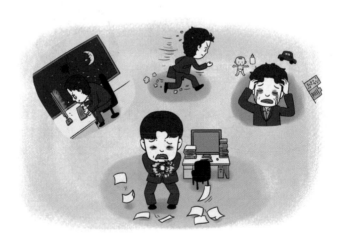

56. 主动脉夹层手术是全麻还是局麻进行?

如果是开放手术，则选用全麻进行，如果是介入手术，则一般选择局麻进行，如果患者由于过于焦虑等原因不能支撑局麻手术过程，可以考虑全麻。

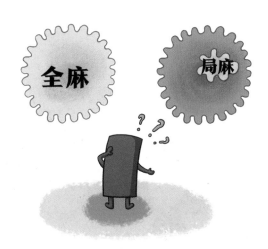

57．麻醉过敏怎么办？

如果患者既往有麻醉过敏反应，术前一定要告知医生。医生可以采取脱敏治疗，提高患者对麻醉的耐受度，纵使脱敏疗效不好，随着现代医疗技术的进步，麻醉方式也有很大改善，麻醉药物也有很多选择，可以根据具体情况选择其他的麻醉药物。

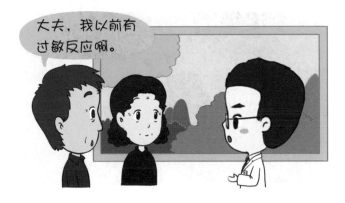

58. 主动脉夹层的黄金抢救时间是多少？

一旦出现主动脉夹层，原则上的黄金抢救时间是6小时以内，当然，越快越好。

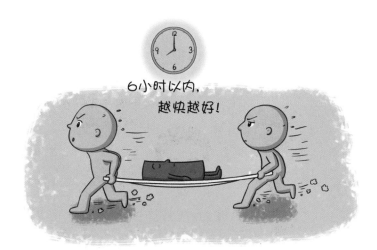

59. 慢性主动脉夹层需要手术吗？

虽然慢性主动脉夹层比急性相对平稳，但仍需要积极治疗。因为慢性主动脉夹层不做手术并不能治疗疾病，反而会导致其他并发症，如心脏压塞、急性左心衰竭、严重主动脉瓣关闭不全等。所以，如果诊断为慢性夹层，要尽快就医。

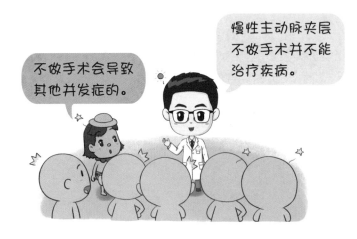

60. 主动脉夹层会有哪些早期征兆？

　　主动脉夹层往往是急性、突发性的疾病，患者早期可能没有任何症状。但是这些患者往往在发病之前可能伴有严重的高血压，并且未规律地治疗，导致血压忽高忽低。也有一些患者，早期可能会出现阵发性心前区或者后背的疼痛，这种疼痛比较轻微，很快就好了，而这种疼痛一旦持续剧烈地发生，突然出现撕裂样的疼痛，这个时候很有可能已经发生了急性主动脉夹层。所以一旦发生这种急性、剧烈的胸痛，并且长时间不能缓解，同时发现血压升高，或者双侧肢体血压不对称的情况，就提示患者有可能发生了急性主动脉夹层。这个时候，应该立即去医院进行相关的检查。

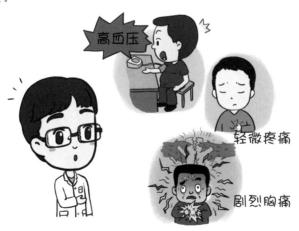

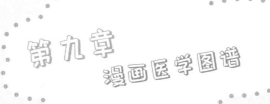

第九章
漫画医学图谱

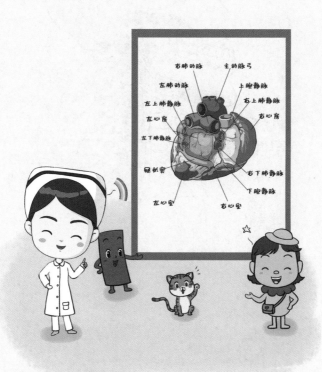

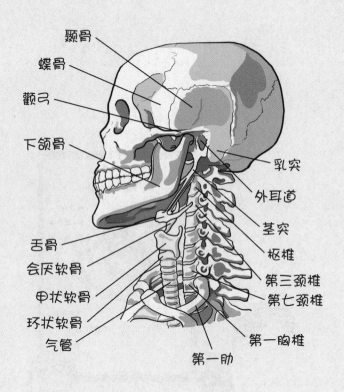

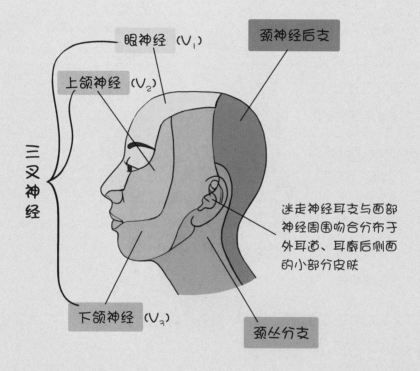

眼神经（V₁）

上颌神经（V₂）

颈神经后支

三叉神经

迷走神经耳支与面部
神经周围吻合分布于
外耳道、耳廓后侧面
的小部分皮肤

下颌神经（V₃）

颈丛分支

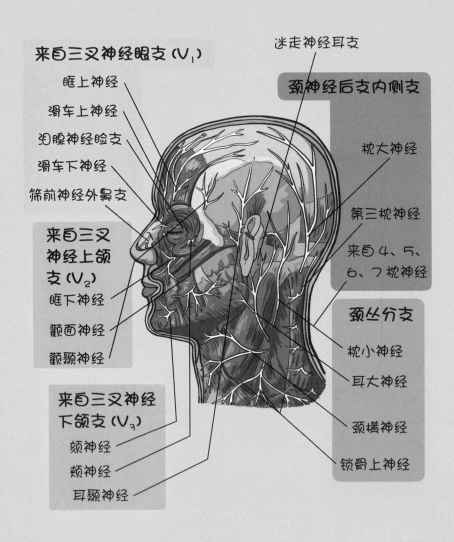

来自三叉神经眼支 (V₁)
眶上神经
滑车上神经
泪腺神经睑支
滑车下神经
筛前神经外鼻支

来自三叉神经上颌支 (V₂)
眶下神经
颧面神经
颧颞神经

来自三叉神经下颌支 (V₃)
颏神经
颊神经
耳颞神经

迷走神经耳支

颈神经后支内侧支
枕大神经
第三枕神经
来自 4、5、6、7 枕神经

颈丛分支
枕小神经
耳大神经
颈横神经
锁骨上神经

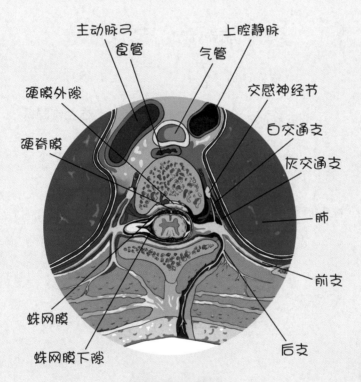

主动脉弓
食管
上腔静脉
气管
交感神经节
硬膜外隙
白交通支
灰交通支
硬脊膜
肺
前支
蛛网膜
后支
蛛网膜下隙

脊髓和脊神经
（经第4胸椎横断面）

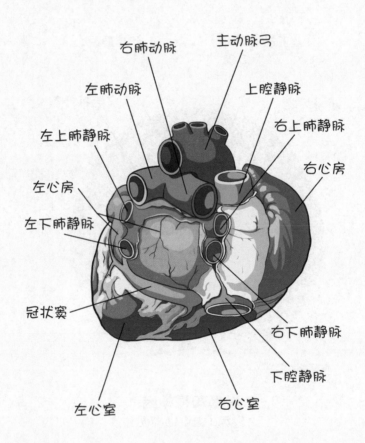

右肺动脉　　主动脉弓

左肺动脉　　　　上腔静脉

左上肺静脉　　　　右上肺静脉

左心房　　　　　　右心房

左下肺静脉

冠状窦　　　　　　右下肺静脉

下腔静脉

左心室　　右心室

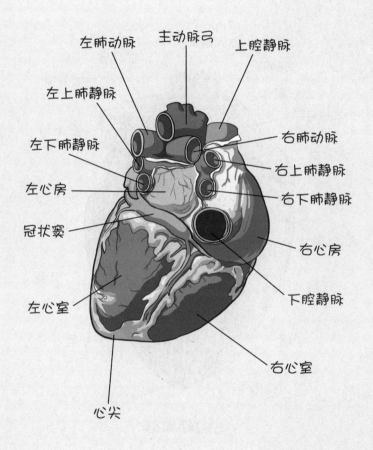

左肺动脉　主动脉弓　上腔静脉

左上肺静脉

左下肺静脉

右肺动脉

右上肺静脉

左心房

右下肺静脉

冠状窦

右心房

左心室

下腔静脉

右心室

心尖

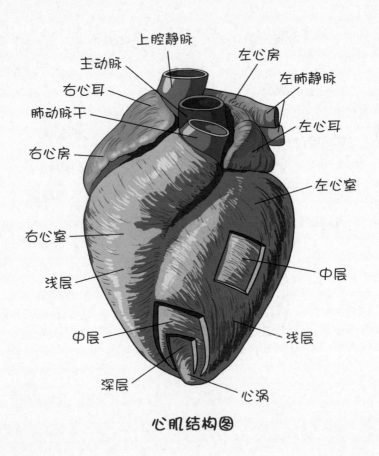

心肌结构图

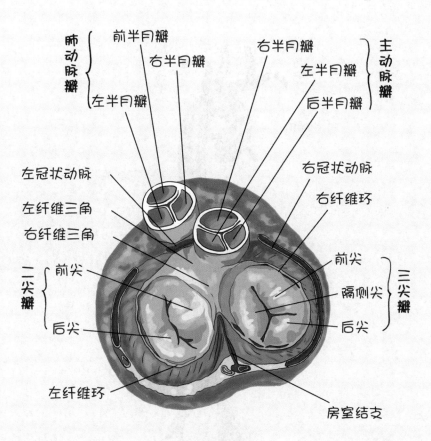

肺动脉瓣
前半月瓣
右半月瓣
左半月瓣

右半月瓣
左半月瓣
后半月瓣
主动脉瓣

左冠状动脉
左纤维三角
右纤维三角

右冠状动脉
右纤维环

二尖瓣
前尖
后尖

前尖
隔侧尖
后尖
三尖瓣

左纤维环

房室结支

心脏的瓣膜
（上面观）

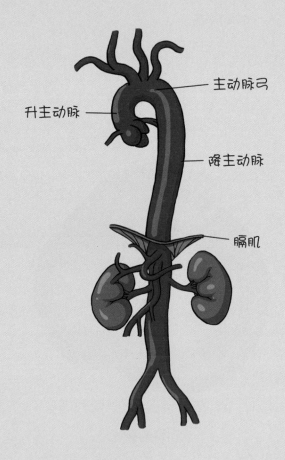

主动脉弓

升主动脉

降主动脉

膈肌

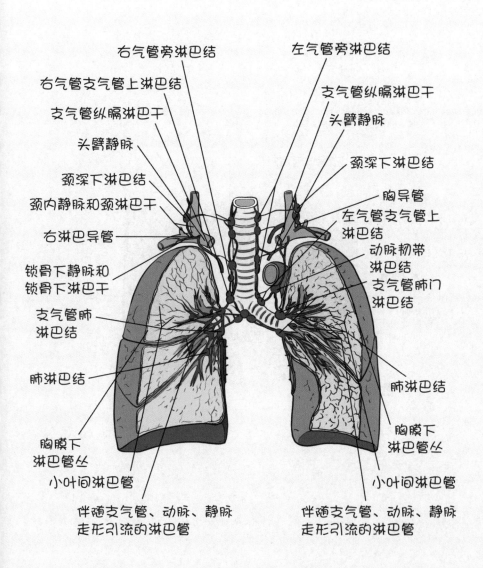

右气管旁淋巴结

左气管旁淋巴结

右气管支气管上淋巴结

支气管纵膈淋巴干

支气管纵膈淋巴干

头臂静脉

头臂静脉

颈深下淋巴结

颈深下淋巴结

胸导管

颈内静脉和颈淋巴干

左气管支气管上淋巴结

右淋巴导管

动脉韧带淋巴结

锁骨下静脉和锁骨下淋巴干

支气管肺门淋巴结

支气管肺淋巴结

肺淋巴结

肺淋巴结

胸膜下淋巴管丛

胸膜下淋巴管丛

小叶间淋巴管

小叶间淋巴管

伴随支气管、动脉、静脉走形引流的淋巴管

伴随支气管、动脉、静脉走形引流的淋巴管

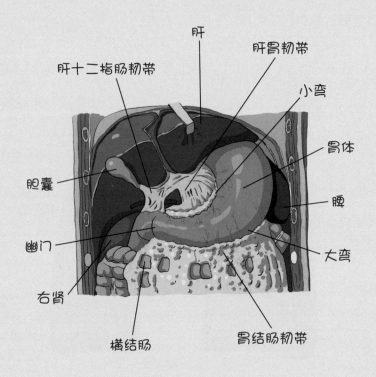

肝

肝胃韧带

肝十二指肠韧带

小弯

胃体

胆囊

腰

幽门

大弯

右肾

横结肠

胃结肠韧带

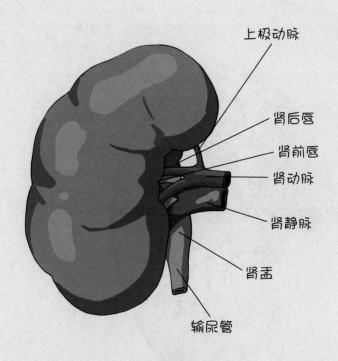

上极动脉

肾后唇

肾前唇

肾动脉

肾静脉

肾盂

输尿管

右肾
（前面观）

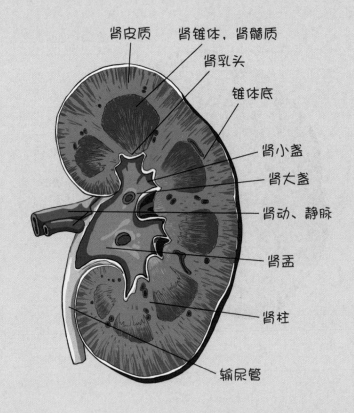

肾皮质　　肾锥体，肾髓质

肾乳头

锥体底

肾小盏

肾大盏

肾动、静脉

肾盂

肾柱

输尿管

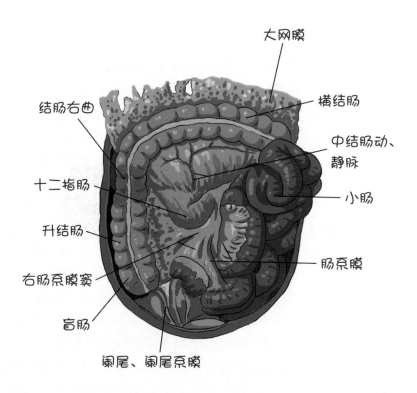

大网膜

横结肠

结肠右曲

中结肠动、静脉

十二指肠

小肠

升结肠

肠系膜

右肠系膜窦

盲肠

阑尾、阑尾系膜

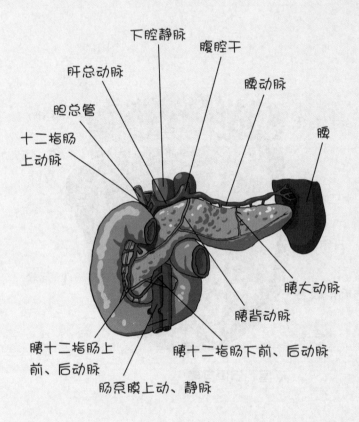

下腔静脉

腹腔干

肝总动脉

腰动脉

胆总管

腰

十二指肠
上动脉

胰大动脉

胰背动脉

胰十二指肠上
前、后动脉

胰十二指肠下前、后动脉

肠系膜上动、静脉

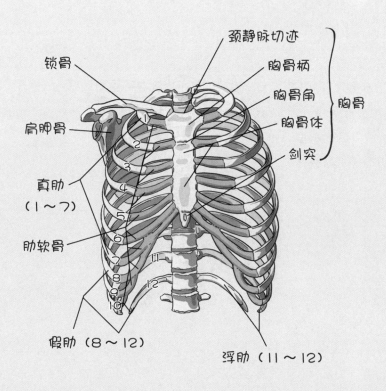

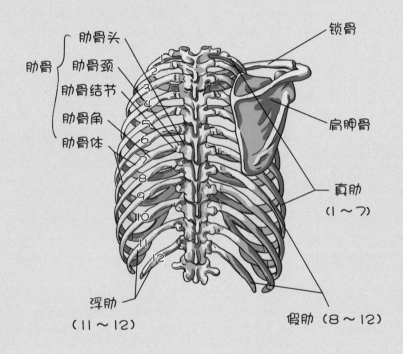

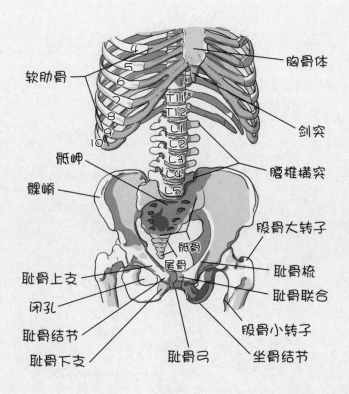

软肋骨

胸骨体

剑突

腰椎横突

骶岬

髂嵴

股骨大转子

骶骨

尾骨

耻骨上支

闭孔

耻骨结节

耻骨下支

耻骨弓

耻骨梳

耻骨联合

股骨小转子

坐骨结节

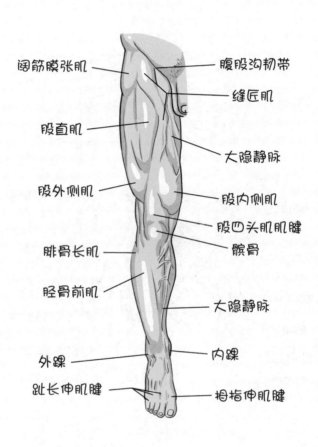

阔筋膜张肌

腹股沟韧带

缝匠肌

股直肌

大隐静脉

股外侧肌

股内侧肌

股四头肌肌腱

腓骨长肌

髌骨

胫骨前肌

大隐静脉

外踝

内踝

跖长伸肌腱

拇指伸肌腱

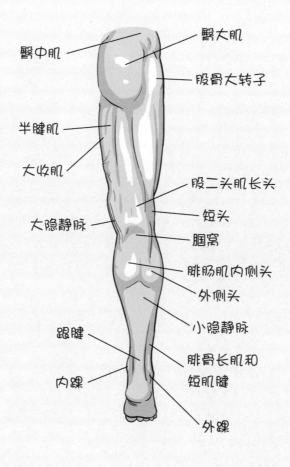

臀中肌

臀大肌

股骨大转子

半腱肌

大收肌

股二头肌长头

短头

大隐静脉

腘窝

腓肠肌内侧头

外侧头

小隐静脉

跟腱

腓骨长肌和

内踝

短肌腱

外踝

图书在版编目(CIP)数据

康康话健康:要命的胸痛/职康康,曲乐丰主编.—上海:复旦大学出版社,2024.6
ISBN 978-7-309-16707-8

Ⅰ.①康⋯ Ⅱ.①职⋯ ②曲⋯ Ⅲ.①胸痛-防治 Ⅳ.①R441.1

中国国家版本馆 CIP 数据核字(2023)第 014693 号

康康话健康:要命的胸痛
职康康 曲乐丰 主编
责任编辑/江黎涵

复旦大学出版社有限公司出版发行
上海市国权路 579 号 邮编:200433
网址:fupnet@ fudanpress. com http://www.fudanpress.com
门市零售:86-21-65102580 团体订购:86-21-65104505
出版部电话:86-21-65642845
上海丽佳制版印刷有限公司

开本 890 毫米×1240 毫米 1/32 印张 10 字数 190 千字
2024 年 6 月第 1 版第 1 次印刷

ISBN 978-7-309-16707-8/R・2026
定价:68.00 元